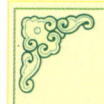

国医绝学百日通

女性常见病食疗与按摩

李玉波 翟志光 袁香桃 ◎ 主编

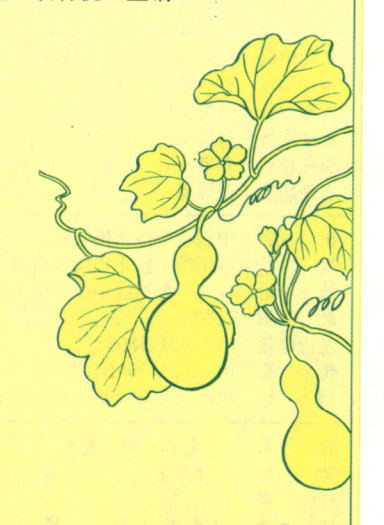

中国科学技术出版社
·北京·

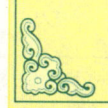

图书在版编目（CIP）数据

女性常见病食疗与按摩 / 李玉波, 翟志光, 袁香桃主编. -- 北京：中国科学技术出版社, 2025.2
（国医绝学百日通）
ISBN 978-7-5236-0766-4

Ⅰ.①女… Ⅱ.①李… ②翟… ③袁… Ⅲ.①女性—常见病—食物疗法②女性—常见病—按摩疗法（中医）Ⅳ.①R247.1②R244.1

中国国家版本馆CIP数据核字（2024）第098640号

策划编辑	符晓静　李洁　卢紫晔
责任编辑	曹小雅　王晓平
封面设计	博悦文化
正文设计	博悦文化
责任校对	邓雪梅
责任印制	李晓霖

出　版	中国科学技术出版社
发　行	中国科学技术出版社有限公司
地　址	北京市海淀区中关村南大街 16 号
邮　编	100081
发行电话	010-62173865
传　真	010-62173081
网　址	http://www.cspbooks.com.cn

开　本	787毫米×1092毫米　1/32
字　数	4100千字
印　张	123
版　次	2025 年 2 月第 1 版
印　次	2025 年 2 月第 1 次印刷
印　刷	小森印刷（天津）有限公司
书　号	ISBN 978-7-5236-0766-4 / R・3282
定　价	615.00元（全41册）

（凡购买本社图书，如有缺页、倒页、脱页者，本社销售中心负责调换）

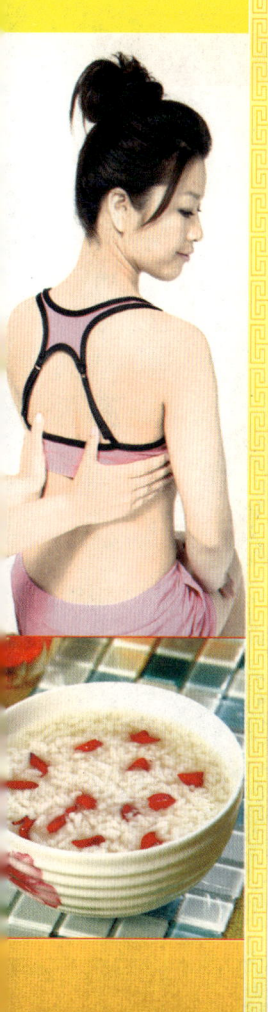

《目录》

第一章
国医养生智慧，带给女性由内到外的美丽

气血亏虚、阴阳失衡——导致女性疾病的根源....2
警惕女性身体的六大疾病讯号................4
调气血和阴阳的饮食疗法....................5
经穴按摩——活络气血，远离疾病............6

第二章
女性最易招惹的15种常见病的食疗及按摩方案

贫血.................................. 8
手足凉................................ 13
痛经.................................. 15
月经不调.............................. 21
闭经.................................. 29
白带增多.............................. 31
更年期综合征.......................... 33
盆腔炎................................ 37
阴道炎................................ 39
尿路感染.............................. 41
子宫内膜异位症........................ 45
子宫脱垂.............................. 47
子宫肌瘤.............................. 49

经前乳房胀痛..51
乳腺癌..53

第三章
美体养颜的食疗及按摩方案

减肥..58
丰胸..63
乌发、固发..67
湿疹..71
祛斑..73
改善皮肤粗糙..79
祛痘..83
祛皱..89

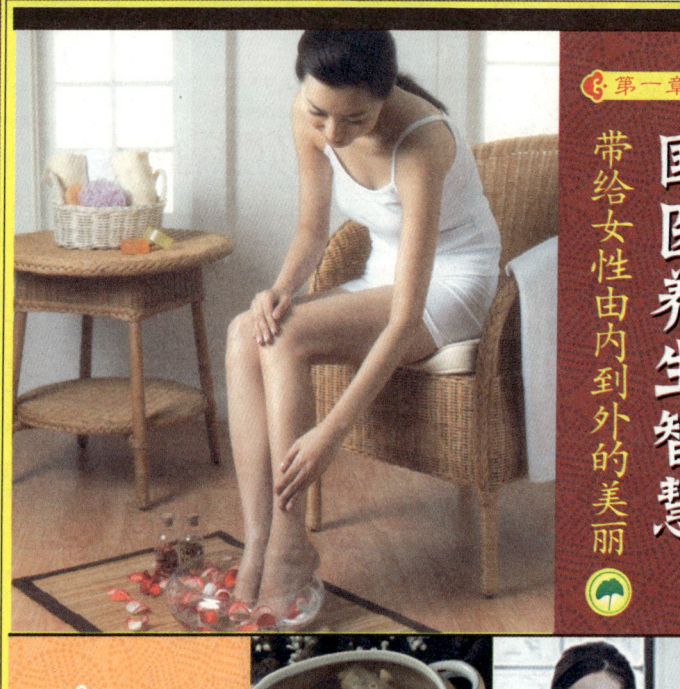

第一章 国医养生智慧，带给女性由内到外的美丽

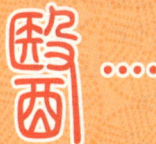

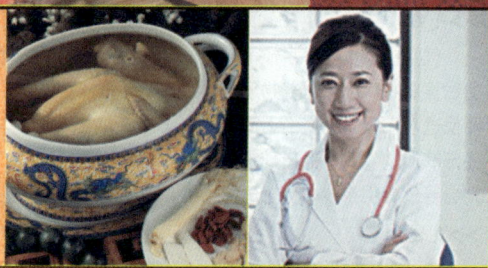

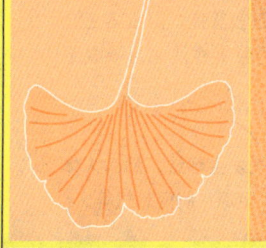

医...

中医认为，一切疾病与不适都由气血亏虚、阴阳失衡所致。尤其对女性而言，更应注意气、血、阴、阳的调养。而简单的食疗配合按摩就能使人体气血流畅、阴阳平衡，不仅可以保护女性免受疾病的侵扰，还可以使女性永葆美丽。

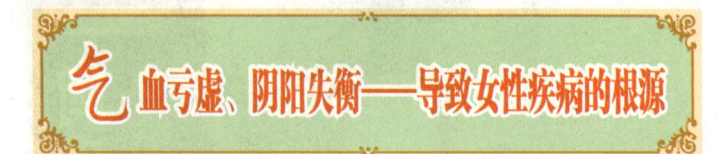

气血亏虚、阴阳失衡——导致女性疾病的根源

中医认为,健康的人体应气血充盈、阴阳平衡,气血、阴阳任何一个方面出了问题,都会影响人体正常的生理功能,导致各种疾病。

谨防气血亏虚

气、血是构成人体生命及各种生理活动的基本物质,对女性而言,气、血的调养更为重要。如果人体的气血呈现平衡、充盈的状态,那么人体就能保持精力充沛、身体强健、延年益寿;反之,则招致百病。

4种常见的气的病变

>> 气陷

气陷指气上升不足或下降太过。气在人体内的运动是升降有序的,上升的过程能将体内的营养物质运输到头部,维持各脏器在体内的位置;下降则能使进入人体的物质由上而下地依次传递,最终排出体外。上升不足会导致头部缺血缺氧,从而出现精神不振、头晕目眩、健忘、崩漏等症;下降太过则会导致食物在体内传输过快或代谢物过度排出,出现尿频、腹泻等症。

>> 气逆

气逆指体内的气上升太过或下降不足。上升太过会导致头部过度充血,从而出现头晕、胀痛、易怒、两肋胀痛、月经过多等症,严重者还会出现昏迷、偏瘫、口角歪斜等症;下降不足则会导致食物消化、吸收不良,出现恶心、呕吐、泛酸等症。

>> 气郁

气郁指气结聚在体内,不能在全身运行。如果气发生郁结,那么人体的正常生理功能也会出现一定程度的障碍,如女性手足凉、胸闷憋气等。

>>气滞

气滞指气在体内运行不畅，最常见的症状就是胀痛。气滞的部位不同，出现胀痛的部位也不同，如痛经就是典型的由气滞引起的疾病。

血亏是女性健康、美容的大敌

血是滋养人体的重要物质，能将气的功效传递到全身各个脏器。对于女性来说，血尤为重要。血充足，则颜面润泽、身强体健。血亏损或运行失常，则会导致各种不适，如健忘、失眠、面色苍白、月经不调等。尤其是女性在生理期时，由于经血的流失，激素分泌水平降低，常常会导致月经紊乱，从而出现肌肤粗糙、肤色暗沉、黑眼圈、青春痘等皮肤问题。因此，若想在源头上解决问题，女性在经期时必须注意补血。

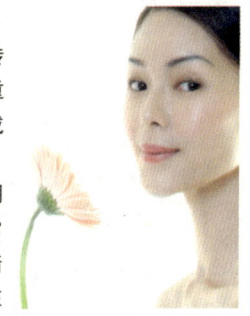

女性只有气血充足，才能如花般美丽

阴阳失衡危害大

《黄帝内经》认为，任何事物都是由阴阳两个方面组成的，人体也一样。体内的阴阳平衡了，人才能呈现出气血充足、容光焕发、精力充沛、脏腑安康的状态，简单地说，就是气色好、精神足、抵抗力强。因此，只有阴阳平衡，才能保证人体健康，才能彰显女性的妩媚动人。而一旦阴阳失衡，身体便会出现各种各样的问题。阴阳轻度失衡会使人体长期处于亚健康状态；阴阳中度失衡会致病，并导致人体早衰，阴阳重度失衡会加重病情，阴阳离决则会导致生命终止。

阴阳失衡导致的常见疾病如下表所示。

阴阳失衡的类型	影响	疾病症状
阳盛阴虚	身体机能过度活跃，精神亢奋，内热，损耗体液。	燥热、口渴、便秘、头痛、失眠、烦躁等。
阳虚阴盛	身体机能衰退，活动力降低，内寒。	疲乏无力、肢冷畏寒、自汗、小便清长、大便稀溏等。

3

警惕女性身体的六大疾病讯号

女性应关注自己身体发出的所有疾病讯号,以便能及时发现致病因素,并有效地调理疾病。

◎**讯号1:非经期的阴道出血**。经期之外的阴道出血可能提示宫颈癌。专家建议,35～55岁的女性应定期检查身体,可做宫颈细胞涂片,以便尽早发现宫颈癌,做到早发现、早治疗。

◎**讯号2:痛经**。痛经是较为普遍的一种妇科疾病,很多女性认为只要过了那几天就没事了,因此常常忽视了这种疾病。其实,痛经可能是慢性盆腔炎、子宫内膜异位症等疾病的征兆。专家建议,对于痛经,切不可掉以轻心,一旦有持续的严重痛经情况,一定要去医院检查。

◎**讯号3:没有痛感的乳房肿块**。很多女性的乳房中都有肿块,但并不是所有的肿块都是病变的征兆。如果乳房中的肿块没有痛感、质地较硬、摸上去不光滑、边界模糊、不容易推动,那么这可能是乳腺癌的征兆,要尽快就医。如果摸到的肿块比较光滑、容易推动,不要太紧张,但也一定要去医院检查一下,以便排除乳腺癌的可能。

◎**讯号4:来去匆匆的"发蒙"**。有些女性可能有过这样的经历:突然间感到眩晕,但马上又好了;突然间说不出话来;突然失去知觉,但很快就恢复了。其实,这些都是大脑瞬间缺血的表现,提示脑血管狭窄,可能会发生血栓。一旦出现这些情况,应及时就医,还要定期体检。

◎**讯号5:小痛可能是冠心病**。牙痛、胃痛、手臂麻痛、腿痛、背痛……这些我们平时不太在意的小痛其实极有可能是冠心病的征兆。这是由心脏缺血而影响到其他部位的痛感神经造成的。

◎**讯号6:突然变得怕冷、不爱说话**。人体的甲状腺功能一旦减退,就会出现记忆力下降、畏冷、疲乏、食欲减退等症状,有些女性还会出现月经量少、闭经、冷淡、少言寡语、皮肤和毛发干枯等情形。因此,女性一旦发现自己有以上症状,应尽快就医。

调气血和阴阳的饮食疗法

饮食疗法是一种温和而有效的调理方法，能补益人体的阴阳气血，维持生命的平衡。

调理气血的饮食疗法

补气的饮食疗法

◎多吃鸡肉、牛肉、胡萝卜、人参、山药等具有补气作用的食物及中药。
◎禁吃山楂、蒜、薄荷、槟榔等耗气破气的食物。

补血的饮食疗法

◎适量食用动物肝脏、海参、菠菜等具有补血作用的食物。血虚严重的还可适当食用以当归、黄芪、川芎、熟地、白芍等补血药烹制的药膳。
◎忌食荸荠、蒜等耗血的食物。

平衡阴阳的饮食疗法

养阳的饮食疗法

◎多吃羊肉、鹿肉、鸡肉等有养肾壮阳作用的食物。
◎少吃寒凉及破损阳气的食物，如鸭肉、螃蟹、苦瓜、莲藕、薄荷等。

滋阴的饮食疗法

◎多吃蜂蜜、芝麻等滋阴食物及用女贞子、山茱萸等中药烹制的药膳。
◎少吃肥腻及辛辣、燥热的食物，如羊肉、炒瓜子、荔枝、龙眼、辣椒等。

经穴按摩——活络气血，远离疾病

中医认为，对人体而言，经络可以"决生死、治百病"。而按摩经络及人体上的各个穴位，可以活络全身的气血，滋养全身，还能预防疾病，其作用具体表现在以下两点。

运行气血，营养全身

气血是人体生命活动的物质基础，全身各组织器官只有得到气血的滋养和濡润，才能完成正常的生理功能。经络是人体气血运行的通道，能将营养物质输送到全身各组织、脏器中，使脏腑组织得到营养，筋骨得以濡润，关节得以通利。可以说，只有通过经络系统把气血等营养输送到全身，人体才能维持正常的生命活动。而按摩能疏通经络，使气血运行至全身的各个部位，保持人体的气血充足、阴阳平衡。

抗御病邪，保卫机体

《黄帝内经》中有一句话："经络不通，病生于不仁，治之以按摩。"这句话的意思是，经络如果不疏通，人就会生病，而按摩则能疏通经络，从而治愈疾病。

中医认为，经络"行气血"而使营卫之气密布周身，在内调和于五脏，在外抗御病邪。当外邪由表及里侵犯人体时，通过按摩疏通经络，可使营卫之气活络，从而使其发挥抗御外邪、保卫机体的屏障作用。

而现代医学也认为，穴位按摩可以提高身体局部组织的温度，刺激末梢神经，使毛细血管扩张，从而促进血液、淋巴循环及组织间的代谢过程，提高新陈代谢，起到预防疾病、提高身体免疫力的作用。

第二章

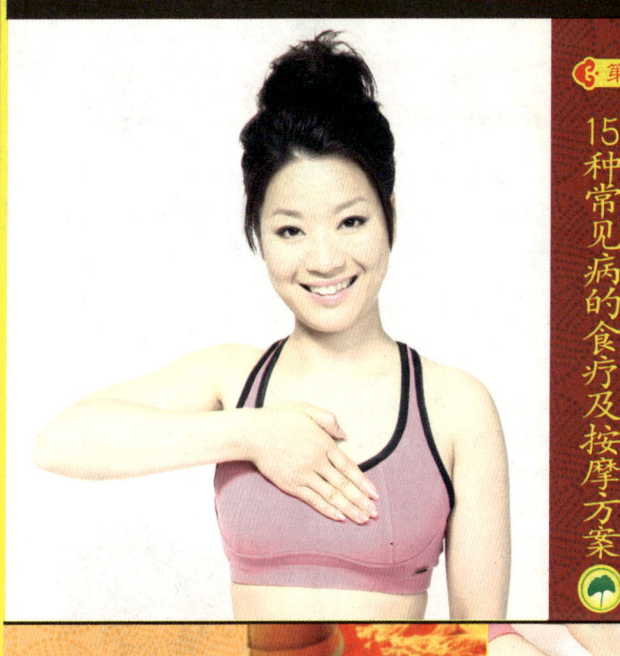

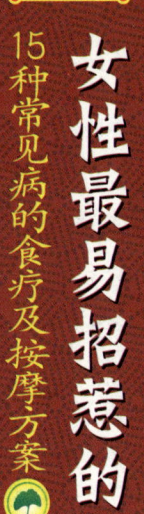

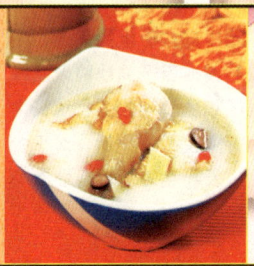

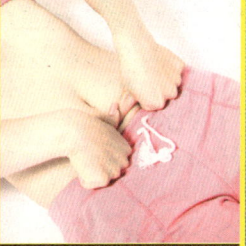

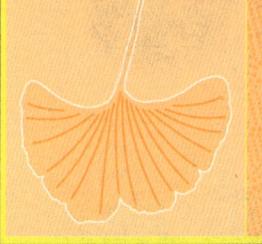

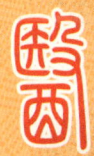

女性最易招惹的

15种常见病的食疗及按摩方案

常年的手足凉、要命的痛经、不规律的经期，甚至一些妇科炎症，常常令女性有苦难言。不妨看看本章的内容，她有如女性私人医生一般，告诉你如何采用正确的饮食疗法与穴位按摩祛除这些难言的疾病。

贫血

贫血是指血液中红细胞的数量或红细胞中血红蛋白的含量不足。造成贫血的原因很多，出血、溶血、缺铁、造血功能障碍等都可造成贫血。贫血患者应补充高热量、高蛋白、富含多种维生素的食物。

食疗方案

□ 3种食材帮你对抗贫血

>> 红枣

人体中如果有大量的铁被排出体外，就会导致缺铁性贫血，而红枣恰好能为人体提供大量的铁。另外，红枣中的叶酸也具有促进细胞分裂、制造新的血红蛋白的功效。需要注意的是，不宜一次过量食用红枣，否则会对肠胃造成不良影响，还会导致热量摄取过多。

>> 花生红衣

花生红衣不仅能很好地提升血小板的质量，还能增加血小板的数量，改善凝血因子的缺陷以及抑制纤维蛋白的溶解，加强毛细血管的收缩机能，增强骨髓造血的功能，起到补血止血的作用，对于各种由出血过多引起的贫血以及再生障碍性贫血有着很好的功效。

>> 西红柿

西红柿含有丰富的维生素C，能提高铁的吸收率，而铁恰好又是预防和改善贫血不可缺少的物质。因此，贫血者可适量食用西红柿。

红枣

西红柿

□ 改善贫血的民间便方

>> 何首乌龙眼酒

【配方】何首乌、龙眼肉、鸡矢藤各250克，米酒1500毫升。

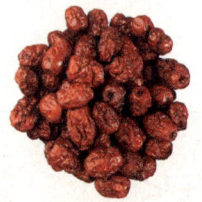

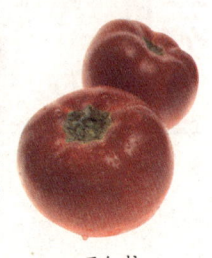

【做法】将何首乌、龙眼肉、鸡矢藤一起放入米酒中浸泡10天即可。

【用法用量】每次服15～30毫升，早晚各1次。

【注意事项】浸泡期间每天要振摇1～2次。

>> 阿胶糯米粥

【配方】红糯米50克，烊化阿胶15克，蜂蜜30克，米酒15～20毫升。

【做法】将红糯米加适量水煮成粥，倒入阿胶、蜂蜜和米酒一起搅匀即可。

【用法用量】温热食之，每日3次，10日为1个疗程。

>> 黄精丹参茶

【配方】茶叶5克，黄精、丹参各10克。

【做法】将茶叶、黄精和丹参一起研磨成粗末，再用沸水冲泡，最后加盖泡10分钟即可。

【用法用量】每日1剂。

>> 熟地黄酒

【配方】熟地黄90克，枸杞子60克，当归30克，白酒适量。

【做法】将熟地黄、枸杞子和当归切碎，放入纱布袋内，扎紧袋口，置于酒坛内，倒入白酒密封，隔水蒸2小时后，再埋入土中保存7天，以除火毒，之后即可服用。

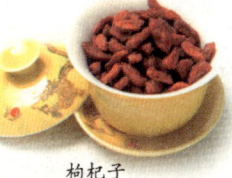

【用法用量】每日服两次，每次服20毫升。

【注意事项】忌与萝卜、葱白、韭菜同用。

>> 阿胶酒

【配方】阿胶250克，黄酒30毫升。

【做法】将阿胶和黄酒放在一起蒸2～3小时，待其全部溶化后，即可服用。

【用法用量】每日1～2次，每次两大匙。

【功效】适用于由虚弱贫血、产后贫血、吐血、便血、子宫出血等血虚证引发贫血的女性。

>> 糯米红糖水

【配方】糯米100克，阿胶15克，红糖适量。

【做法】将糯米洗净煮烂后，加入切碎的阿胶，待阿胶溶化后再加入适量的红糖，即可食用。

枸杞子

【用法用量】分两次服用，1日服完。

【功效】适用于多种失血性贫血。

>> 鸡蛋饮

【配方】鸡蛋2个，盐适量。

【做法】鸡蛋取蛋清打散，加水、盐煮开，再倒入蛋黄，待蛋黄煮熟即可饮用。

【用法用量】每日两次。

>> 红枣茶

【配方】茶叶5克,红枣10颗,白糖10克。

【做法】将茶叶用开水冲泡取汁;将红枣洗净,与白糖和水共煮至枣熟烂,再倒入茶汁,拌匀即可服用。

【用法】直接服用。

>> 龙眼茶

【配方】龙眼肉20克,绿茶2克。

【做法】将绿茶和龙眼肉放在一起加盖蒸1小时,再将其置于大的茶杯里即可。

【用法】加入适量开水温饮。

【功效】适用于多种贫血症状。

>> 甘草莲子茶

【配方】红枣30克,浮小麦200克,生甘草10克,莲子25克,绿茶1克。

【做法】将红枣、浮小麦、甘草、莲子加水一起煎,直至小麦熟后,加绿茶即可服用。

【用法用量】每次服用100毫升,1日服3～4次,可反复煎服。

>> 鸡矢藤牛蹄筋

【配方】牛蹄筋100克,补骨脂10克,鸡矢藤30克。

绿茶

【做法】先加适量水将牛蹄筋煮20～30分钟,再倒入用纱布包好的补骨脂和鸡矢藤同煮,待熟后即可食用。

【用法】直接食用。

【功效】改善贫血症状。

>> 紫苏酒

【配方】紫苏适量,35度的白酒适量(约为紫苏5倍的量)。

【做法】紫苏洗净后,去除水分,切成大片,放至背阴处晾半天,直至叶子八成干。然后将紫苏装入纱布袋,放入带盖的宽口径瓶子里,再倒入白酒,盖上盖子,也可根据个人喜好加入冰糖或蜂蜜。将其在阴凉处放置2个月左右,直至紫苏变色(青紫苏变为浅褐绿色,红紫苏会变成暗褐紫色),最后把叶子捞出即可。

【用法用量】晚饭前饮用,每天1～2杯。

【功效】紫苏中所含的维生素C、钾、铁等成分皆能有效预防贫血。

☐ 推荐补血养生餐

>> 猪肝菠菜粥

【材料】猪肝200克,菠菜1棵,大米两杯。

【调料】盐两小匙。

【做法】1.大米淘洗干净,加适量水以大火煮沸,煮沸后转小火煮至米粒熟软。2.猪肝洗净,切成薄片;菠菜去根和茎,留叶,洗净,切成小段。3.将猪肝片加入粥中煮熟,下菠菜煮沸,加盐调味即成。

【功效】猪肝、菠菜均含有丰富的铁,两者对预防缺铁性贫血十分有效。

>> 羊骨红枣糯米粥

【材料】羊胫骨1根,糯米半杯,红枣10颗。

【调料】红糖少许。

【做法】1.将羊胫骨砸碎,以水煮,去渣取汤。2.糯米淘洗干净,红枣洗净,两者一同放入汤锅中煮粥。3.待熟后,加少许红糖调服即可。

【功效】羊胫骨有补肾、强筋骨的作用,可用于血小板减少引发的疾病、再生不良性贫血等病症的食疗。红枣、糯米能补虚、补血。这道羊骨红枣糯米粥能养肾、益气、养血,同时也适用于气血不足、面色萎黄、乏力倦怠等症。

>> 红枣莲子粥

【材料】糯米1杯,薏米3大匙,红小豆2大匙,红枣20颗,莲子1大匙,去皮山药适量,白扁豆、花生

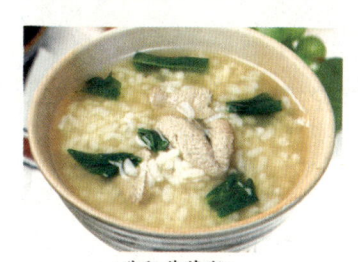

猪肝菠菜粥

各1大匙。

【调料】白糖适量。

【做法】1.先将薏米、红小豆、白扁豆加入适量水入锅内煮烂。2.再入糯米、红枣、莲子、花生同煮。3.最后将去皮的生山药切成小块,加入上述材料中煮,熟烂后,加白糖调味即可。

【功效】这道红枣莲子粥含有蛋白质、糖类、铁及多种维生素,对于各种贫血均有很好的食疗作用,贫血患者不妨常吃。

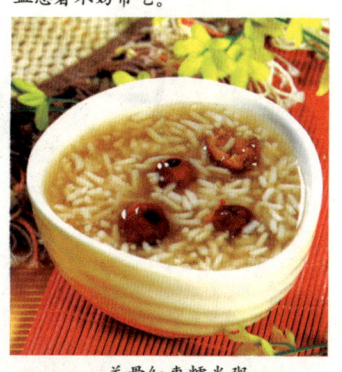

羊骨红枣糯米粥

按摩疗法

缓解贫血的按摩法

1.仰卧，双手握拳，放于后背肝俞穴处，此动作的原理是利用体重来按压肝俞穴（图①）。

2.按摩者将食指、中指、无名指并拢，用三指的指腹按揉被按摩者期门穴及其周围10分钟（图②）。

3.用中指指腹按揉完骨处3分钟，力度适中。

4.被按摩者俯卧，按摩者先用手掌小鱼际侧推摩被按摩者的脊柱两侧，再用滚法对其进行揉搓（图③、图④）。

5.按摩者分别提捏被按摩者的关元、气海、命门、脾俞及肾俞等穴各1~2分钟。

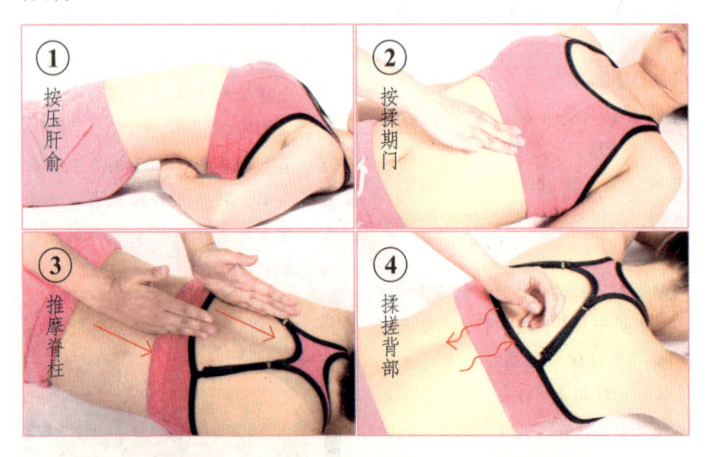

① 按压肝俞

② 按揉期门

③ 推摩脊柱

④ 揉搓背部

国医小课堂

◎补血药不能同四环素一起服用，否则会相互妨碍吸收。

◎自疗贫血期间应尽量避免应用氯霉素、西咪替丁、保泰松等药物。

◎并发胃病服用抗酸剂时，应与补铁补血药错开时间服用。

手足凉

手足凉是由手脚血流不畅、末梢神经的排泄物不能充分排出而引起的。当外界气温过冷时，人体为了保持体内温度的恒定，将加大大脑和内脏器官的血液循环，相对来说，手脚的血液循环就会变差，从而导致手足凉。

食疗方案

2种温补肾阳的黄金食物

>> 羊肉

羊肉性温，有温补气血、助元阳、益精血的功效，对阳虚怕冷的女性十分有益，尤其适合在寒冷的冬季食用。

>> 鸡肉

鸡肉是高蛋白食品，且易被人体消化吸收，可增强体力、强健体魄。中医认为，鸡肉可温中益气、补虚填精，对畏寒怕冷、体质虚弱、乏力疲劳、月经不调、贫血等症状都有很好的食疗作用。

妙用药膳赶走手足凉

>> 虫草炖鸡肉

【材料】冬虫夏草4~5个，鸡肉300克左右。

【做法】鸡肉与冬虫夏草一同放入锅中炖熟。

【用法】食肉喝汤。

【功效】提升阳气，使身体更强健。

>> 米酒蒸仔鸡

【材料】仔鸡1只，糯米酒500毫升。

【调料】盐少许。

【做法】鸡去内脏，切块，加油和少量盐放入锅内炒一会儿，盛入大碗中，加糯米酒500毫升，隔水蒸熟。

【功效】驱走寒凉，提高身体免疫力。

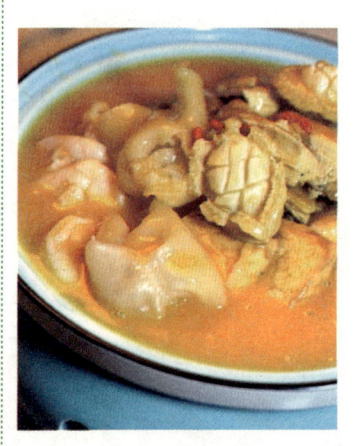

按摩疗法

迅速暖身的特效穴位——阳池穴

阳池穴在人的手腕上的手背侧，它是支配全身血液循环及激素分泌的重要穴位。只要适时刺激这个穴位，便可迅速使血液循环畅通，温和身体。手脚发冷的女性，一般只要坚持刺激阳池穴，就可缓解症状。

驱走寒凉的手部按摩操

1. 双掌心相对，快速搓动，至手掌发热后，一手的拇指与食指依次捻揉另一手五指，左右交替进行，反复捻揉3～5次。
2. 用力点按或揉捏外关、合谷、后溪、劳宫、阳池等穴，每穴1～3分钟。
3. 按揉肝点、肾点、脊柱点、坐骨神经点等处，每处按揉1～3分钟。
4. 推按或点按肾、输尿管、膀胱、大脑、垂体、脾胃各穴，每穴推按50～100次，以局部有微痛感为宜。
5. 点按或用艾条灸头穴、肾穴、上肢穴、腿穴、足穴（图①）等，每穴用力点揉1～3分钟，至局部有微痛感为佳。

驱走寒凉的足部按摩操

1. 依次点按腹腔神经丛、肾、肾上腺、输尿管、膀胱等反射区，反复按摩10次。
2. 推按肺和气管、甲状腺等反射区各20次。
3. 点按大脑、垂体、脾、胃、胸部淋巴、上下身淋巴系统反射区各10～20次。
4. 点按或用艾条灸肾、心、肩、肘、膝、输尿管、膀胱、尿道、肾上腺等反射区（图②）各10～20次，按摩力度以局部有酸痛感为宜。

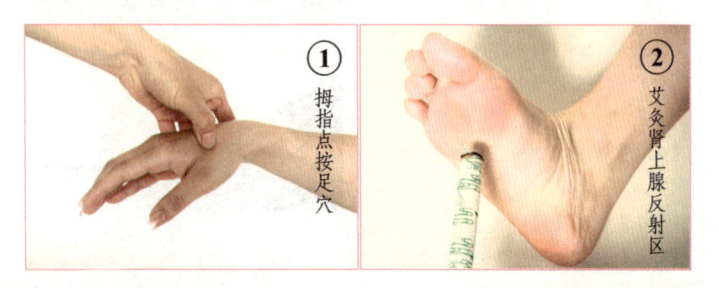

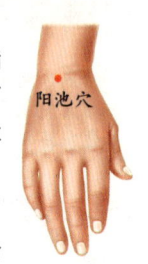

① 拇指点按足穴

② 艾灸肾上腺反射区

痛经

痛经指经期前后或行经期间出现的下腹部痉挛性疼痛，分原发性和继发性两种。经过妇科临床检查未能发现盆腔器官有明显异常者称原发性痛经；继发性痛经则指生殖器官有明显病变者，如子宫内膜异位症、盆腔炎等。

食疗方案

□ 调经止痛的民间便方

>> 艾叶红糖饮

【配方】艾叶6克，红糖15克。

【做法】将艾叶和红糖放入锅中，加水煎煮。

【用法】直接服用。

【功效】改善痛经症状。

>> 花椒姜枣饮

【配方】花椒9克，生姜3克，红枣16颗。

【做法】水煎服。

【用量】每日1剂。

【功效】花椒具有温中止痛、燥湿的功效，对缓解痛经有显著作用。

>> 益母草玄胡煮鸡蛋

【配方】玄胡20克，益母草40克，鸡蛋1个。

【做法】将以上3种放入锅中，加水同煮，待鸡蛋熟后去壳，再放回锅中煮20分钟左右即可。

【用法】饮汤，吃鸡蛋。

【功效】具有通经、止痛、补血、润肤美容的功效。

>> 黑豆蛋酒

【配方】黑豆50克，鸡蛋2个，黄酒或米酒100毫升。

【做法】将黑豆与鸡蛋加水同煮，鸡蛋去壳后放回锅中，加黄酒或米酒再煮10分钟即可。

【用法】饮汤，吃鸡蛋。

【功效】具有调中、下气、止痛的功效，适用于气血虚型痛经。

>> 姜枣红糖水

【配方】干姜、红枣、红糖各适量。

【做法】将干姜切片，红枣去核，加红糖及适量水煎煮。

【用法】喝汤，吃红枣。

【功效】具有温经散寒的功效，适用于宫寒性痛经。

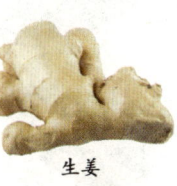

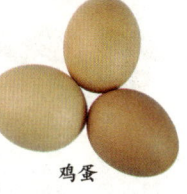

生姜

鸡蛋

>> 山楂桂枝红糖汤

【配方】山楂肉15克，桂枝5克，红糖适量。

【做法】将山楂肉、桂枝装入砂锅内，加清水2碗，用小火煎剩1碗时，加入红糖，调匀即可。

【功效】具有温经通脉、化瘀止痛的功效，适用于女性寒凉性痛经及面色苍白者。

>> 红花酒

【配方】红花200克，低度酒1000毫升，红糖适量。

【做法】将红花与红糖一起装入洁净的纱布袋内，封好袋口，放入酒坛中，加盖密封，浸泡7日即可饮用。

【用量】每日1~2次，每次饮20~30毫升。

【功效】具有养血养肤、活血通经的功效，适用于女性血虚、血瘀、痛经等症。

>> 山楂酒

【配方】山楂干200克，低度白酒400毫升。

【做法】将山楂干洗净，去核，切碎，装入带塞的大瓶中，加入白酒，塞紧瓶口，浸泡7~10日，浸泡期间每日摇晃1~2次。

韭菜

山楂

【用量】每天饮15毫升。

【功效】具有健脾、通经等功效，适用于女性痛经。

>> 艾叶蛋

【配方】艾叶10克，生姜10克，鸡蛋1个，红糖少许。

【做法】将艾叶、生姜用清水泡20分钟，鸡蛋用清水煮至七分熟，去壳，把泡好的艾叶、生姜连水一起倒入锅内，加入红糖，连蛋再煮10分钟。

【用法】煲好后饮汁吃蛋。

【功效】温经散寒，调经止痛，适用于虚寒型痛经。

>> 韭汁红糖饮

【配方】鲜韭菜300克，红糖适量。

【做法】将鲜韭菜洗净榨汁。红糖放锅内，加少许清水煮沸，至糖溶后放入韭菜汁内即可饮用。

【功效】温经、补气，适用于气血两虚型痛经。

>> 当归红花酒

【配方】当归30克，红花20克，丹参、月季花各15克，米酒1500毫升。

【做法】当归、红花、丹参、月季花研末，用纱布包好，浸入米酒

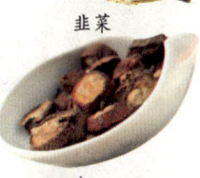

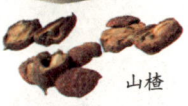

中，7日后即可饮用。

【功效】温经散寒，适用于痛经。

>> 益母草香附汤

【配方】益母草、香附各100克，鸡肉250克，葱白5根（拍烂）。

【做法】以上4种加水煎煮。

【用法】喝汤食肉。

【功效】适用于痛经，并能美容。

□推荐5道调经养生粥

>> 益母草汁粥

【材料】鲜益母草汁半大匙，鲜生地黄汁40克，鲜藕汁40克，粳米半杯，生姜汁少许。

【调料】蜂蜜半大匙。

【做法】1.粳米淘洗干净，与适量水一同放入锅中煮成粥。2.待粥熟时，加入鲜益母草汁、鲜生地黄汁、鲜藕汁、生姜汁、蜂蜜，煮成稀粥即可。

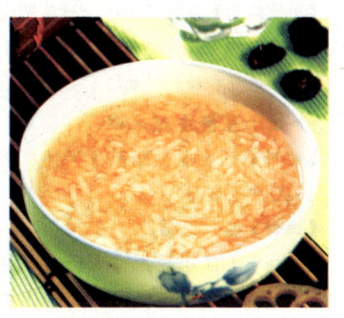

益母草汁粥

【功效】益母草对女性十分有益，具有温经散寒的作用，可改善痛经。

>> 牡丹花粳米粥

【材料】干牡丹花6克（鲜花可用10～20克），粳米半杯。

【调料】白糖少许。

【做法】1.粳米淘洗干净，与适量水一同放入锅中煮粥。2.锅中粥煮沸1～2次后，加入牡丹花再煮，粥熟后加入白糖调匀即可。

【功效】这道牡丹花粳米粥具有通经祛瘀、养血调经的功效，可缓解女性月经不调、行经腹痛等症。

>> 姜艾薏米粥

【材料】干姜、艾叶各9克，薏米30克。

【做法】将干姜、艾叶以水煎煮后，过滤留汁，再加入薏米，煮粥。

【用法】趁热服用，每日2次。

【功效】适用于寒湿凝滞型痛经。

>> 玫瑰粥

【材料】玫瑰花4朵，大米1杯。

【做法】1.大米淘洗干净，加适量水，以大火煮沸，然后转小火煮至米粒熟软。2.撒上玫瑰花续煮1分钟后熄火，再焖3分钟以上，让花香渗入粥内即可食用。

【功效】此粥对肝胃气痛、痛经等症具有不错的食疗作用，经常食用，还可祛除痤疮和粉刺的痕迹。

玫瑰粥

>> 红小豆橙皮糯米粥

【材料】红小豆、糯米各半杯，橙皮、红枣各适量。

【调料】红糖适量。

【做法】1.红小豆、糯米、红枣用清水分开浸泡2小时。2.红小豆、糯米、红枣加适量水放入锅中，用大火煮开，然后转小火煮至软透。3.橙皮刮去内面白瓤，切丝，放入粥中，待橙香渗入粥中后，加红糖再煮5分钟即可。

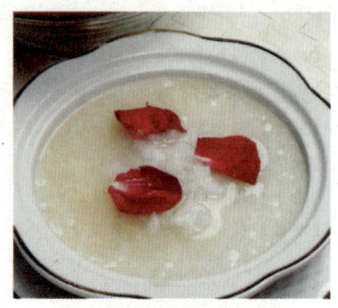

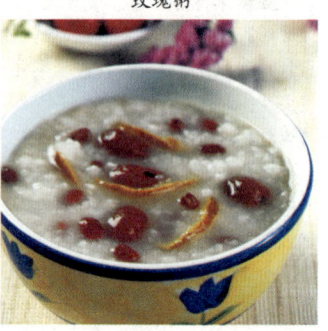

红小豆橙皮糯米粥

【功效】此粥具有补血安中、驱寒暖胃等功效，适合虚寒型痛经的女性食用。

《按摩疗法》

□ 改善痛经的按摩操

1.心、神门、内分泌、内生殖器、盆腔、肾、肝、腹等反射区，每次取2~4穴，找准穴位，可在穴位处画点作为标记。将王不留行籽或莱菔子1粒，置于0.5厘米×0.5厘米的方形胶布上，贴敷于耳穴上，用食、拇指捻压至酸沉麻木或疼痛为佳，每日按压8次，每次2分钟。每次贴一侧耳，两耳交替，每次贴敷两天，月经来之前7天开始贴敷，连续3个月经周期为1个疗程，如症状较重,可适当增加贴敷疗程(图①)。

2.双手重叠掌心放在小腹上,沿顺时针推摩5分钟,推摩时用力要稍重,以10次/分的频率缓慢按摩,至小腹内有温热感为宜。

3.双手置于小腹侧面,从后向前朝外生殖器方向斜擦,不要往返擦动,至有温热感为宜,每次5分钟(图②)。

4.双手食指、中指并拢缓缓点揉子宫穴,注意点揉时用力要稍重,以感觉酸胀为宜,每次5分钟(图③)。

5.拇指重叠按揉气海(图④)、关元、中极穴,按揉时力度要适中,每穴每次各1分钟。

6.用拇指推按大、小鱼际各2分钟(图⑤)。

7.在手部的肾、生殖腺反射区,用力点按、揉,每部位持续1~3分钟。

8.用拇指指尖掐心点、头顶点、肾点、颈中或用夹子夹颈中(图⑥),逐渐用力,每处持续1分钟。

9.按揉神门、大陵、内关、合谷、劳宫等穴位各2~3分钟,以局部有轻痛感为宜。

10.点按手部的头穴、心肺穴、脾胃穴、肝胆穴、肾穴等反射区各2~3分钟,按摩力度由轻到重,再由重到轻,缓慢结束。

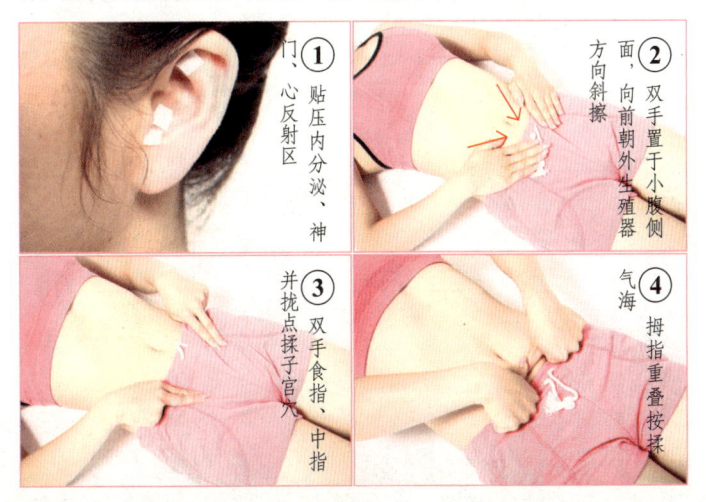

11.用拇指指腹揉捻三阴交,以感觉酸胀为宜,每次1分钟(图⑦)。
12.用按摩棒揉捻右脚太冲穴,以感觉酸胀为宜,每次5分钟,再揉捻左脚太冲穴,每次5分钟(图⑧)。
13.单食指扣拳法点按足部的肾上腺、腹腔神经丛、肾、输尿管、膀胱等反射区,反复操作3~5次。
14.食指关节压刮足部的脑、垂体、肾、心反射区各30次,以能耐受为度。
15.双拇指压推足部的生殖腺反射区50次,以局部有热胀感为宜。
16.拇指压推足部的下腹部(图⑨)、尿道及阴道、子宫反射区(图⑩)各20~30次。
17.拇指指端点足部的腹股沟管、上身淋巴系统、下身淋巴系统反射区20次。

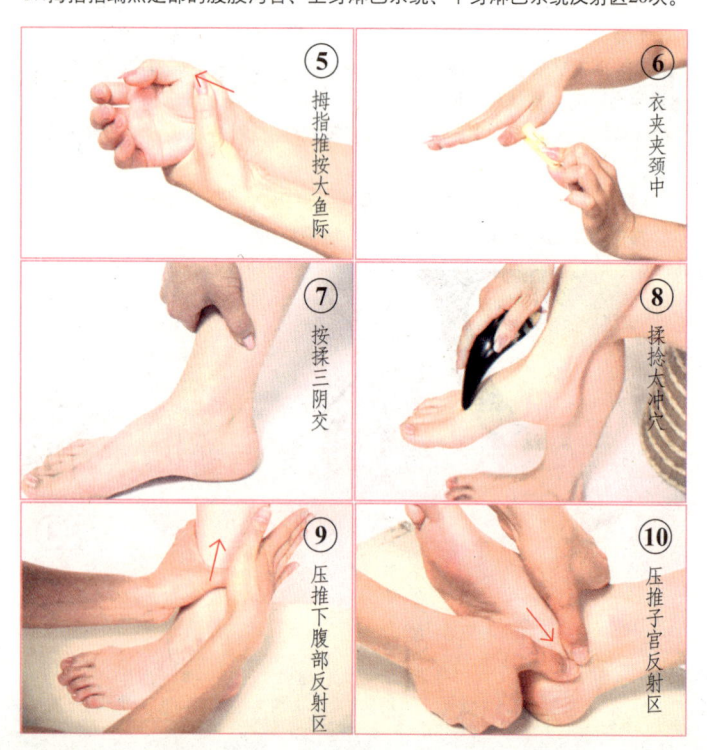

⑤ 拇指推按大鱼际

⑥ 衣夹夹颈中

⑦ 按揉三阴交

⑧ 揉捻太冲穴

⑨ 压推下腹部反射区

⑩ 压推子宫反射区

月经不调

月经不调是一种常见的妇科病，其主要表现就是月经周期以及月经出血量的异常，如不规律的子宫出血、月经周期紊乱甚至闭经等。许多全身性的疾病，如肝病、流产、生殖道感染等都可能会引起月经不调。

食疗方案

□ 调理月经的3种黄金食材

>> **荠菜**

荠菜中的荠菜酸具有止血的作用，能够理气活血，有效缓解女性月经不调症状。

>> **红枣**

红枣能够补血补气，尤其适用于身体虚弱、气血不足的月经不调者。

>> **丝瓜**

中医认为，丝瓜可通经络、行血脉、凉血解毒。古人还认为老丝瓜筋络贯穿，与人体的经络类似，因此可通过老丝瓜来使人体的经络通畅、气血和顺，月经通顺。

丝瓜

□ 益母草——女性调经佳品

益母草含益母草碱、益母草宁、益母草定等多种成分，可使子宫兴奋，不但能增强子宫的收缩力，还能提高子宫的紧张度和收缩率，常用于女性血脉阻滞引起的月经不调、痛经、闭经等症。

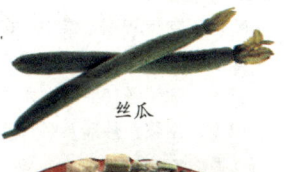

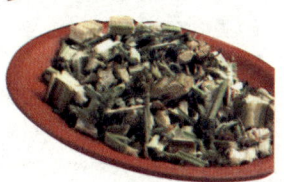

益母草

□ 改善月经不调的中药复方

>> **调经复方一**

【配方】党参30克，白术、丹参各12克，淮山、山楂各20克，菟丝子、肉苁蓉、女贞子、黄芪各15克，牛膝10克，当归、香附各9克。

【做法】将上述药物水煎。

【用量】具体服用剂量应咨询中医医师。

【功效】调理冲任，活血化瘀，适用于月经不调。

>>调经复方二

【配方】党参、金樱子各30克，淮山、山楂各20克，菟丝子、肉苁蓉、女贞子、黄芪各15克，白术、丹参、乌贼骨、艾叶各12克，茜草根10克，香附9克。

【做法】将上述药物水煎。

【用量】具体服用剂量应咨询中医医师。

【功效】适用于经期血流量过多。

>>调经复方三

【配方】党参30克，淮山、山楂、益母草各20克，菟丝子、肉苁蓉、女贞子、黄芪各15克，白术、丹参各12克，牛膝、炒蒲黄各10克，当归、香附各9克。

【做法】将上述药物水煎。

【用量】具体服用剂量应咨询中医医师。

【功效】适用于经期过长。

>>调经复方四

【配方】党参30克，淮山、山楂、益母草各20克，菟丝子、肉苁蓉、女贞子、黄芪各15克，白术、丹参、桃仁各12克，牛膝10克，当归、香附各9克，红花6克。

【做法】将上述药物水煎。

【用量】具体服用剂量应咨询中医医师。

【功效】对经行不畅有较好的疗效。

>>调经复方五

【配方】丹参20克，当归、党参、玫瑰花、女贞子、广木香各15克，赤芍、旱莲草、延胡、香附各10克，红花、核桃仁各9克，大黄6克。

【做法】将上述药物水煎。

【用量】每天1剂即可，分两次服用。但具体服用剂量最好咨询中医医师。

【功效】改善月经不调。

>>调经复方六

【配方】丹参20克，当归、党参、玫瑰花、女贞子、广木香各15克，赤芍、旱莲草、延胡、香附、炒茴香各10克，红花、核桃仁各9克，大黄、肉桂各6克。

【做法】将上述药物水煎。

【用量】具体服用剂量最好咨询中医医师。

【功效】改善经期不规律，尤其对经

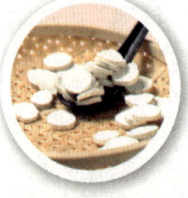

淮山

期延后、行经腹痛有效。

>>调经复方七

【配方】丹参20克,当归、党参、玫瑰花、女贞子、广木香、益母草各15克,赤芍、旱莲草、延胡、香附各10克,红花、核桃仁各9克,大黄6克。

【做法】将上述药物水煎。

【用量】具体服用剂量最好咨询中医医师。

【功效】改善经期不规律,尤其对经期提前有效。

□改善月经不调的民间便方

>>马齿苋鸡蛋

【配方】马齿苋250克,鸡蛋2个。

【做法】将马齿苋洗净与鸡蛋共煮,煮熟后鸡蛋去壳,再煮。

【用法用量】食蛋饮汤。每天1剂,分两次服食。

【功效】具有清热、凉血、调血的作用,适用于血热型月经不调,可改善月经量多、色红、质黏、有血块、口渴心烦等症状。

>>丝瓜络饮

【配方】丝瓜络1个。

【做法】加水1碗煎服。

【功效】常喝可调理月经不顺。

红花

>>丝瓜子红糖酒

【配方】丝瓜子、红糖、黄酒各适量。

【做法】丝瓜子烘干,加1碗水煎服,水沸后加入少量红糖,冲入黄酒温服。

【用法用量】早晚各服用1次。

【功效】适用于月经不调。

>>老丝瓜盐水饮

【配方】老丝瓜1个,盐适量。

【做法】老丝瓜烧干后研成细末,每次服9克,盐开水调服。

【功效】可有效改善月经过多。

>>黑豆苏木红糖

【配方】黑豆30克,苏木12克,红糖适量。

【做法】将黑豆炒后研末,将黑豆粉与苏木加水用小火煎沸,加红糖调味后服用。

【功效】可治月经不调。

>>黑豆双红饮

【配方】黑豆30克,红花6克,红糖100克。

【做法】黑豆、红花水煎,冲红糖100克调味。

【用法】经前温服5天。

【功效】对女性经少及闭经有效。

>>黄豆苏木红糖饮

【配方】黄豆50克,苏木12克,红糖适量。

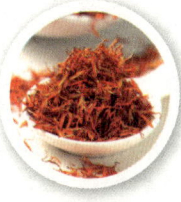

【做法】黄豆炒熟研末，将黄豆粉与苏木加水一起煎，用红糖调味后服用。

【功效】对月经不调、行经腹痛有效。

>> 菱角红糖水

【配方】新鲜菱角250克，红糖适量。

【做法】新鲜菱角以水煎1小时后，滤出汁液，加适量红糖调味后即可服用。

【功效】适用于月经过多。

☐ 10道调经养生汤粥

>> 当归淮山鸡汤

【材料】淮山120克，老母鸡1只，赤芍18克，当归15克，红花5克，生姜、枸杞子各适量。

【调料】料酒、盐、鸡粉各适量。

【做法】1.鸡宰杀后，去毛及内脏，洗净，控干。2.赤芍、当归、红花放入清水中浸泡半天，放入洁净的纱布袋中，扎好口放入鸡腹内，淮山用清水浸泡半天，同生姜、枸杞子一并放入鸡腹中。3.将鸡放入瓦罐中，加足量水，放料酒、盐，小火煲2小时后弃药包，加鸡粉调味即可。

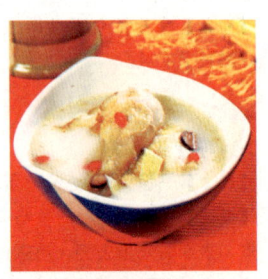

当归淮山鸡汤

【功效】活血化瘀，消肿止痛，滋补五脏，可有效调理月经问题。

>> 丹参猪肝汤

【材料】猪肝350克，丹参50克，油菜70克，葱段适量。

【调料】盐、料酒、味精各适量。

【做法】1.猪肝清洗干净后切成片，放入沸水锅中汆烫，捞出洗净；油菜择洗净，备用。2.丹参放入清水锅中，大火煮20分钟，再将猪肝片、葱段、料酒、盐一同放入锅中，继续煲煮15分钟，投入油菜，5分钟后用味精调味即可。

【功效】丹参具有祛瘀止痛、活血通经、清心除烦的作用，可改善月经不调；猪肝对月经不调者同样具有滋补功效。因此，本汤品具有调经止痛、益气养血的作用。

>>红枣瘦肉汤

【材料】瘦肉300克,红枣10颗,生姜3片。

【调料】盐1小匙。

【做法】1.瘦肉洗净,切片;红枣去核,洗净备用。2.将瘦肉放入沸水中汆烫,捞出备用。3.将锅洗净,放在火上,倒入适量清水烧开,投入瘦肉、生姜,煮开后投入红枣,肉熟后用盐调味即可。

【功效】月经量大、行经腹痛者可常食用红枣,对改善月经问题很有帮助。

>>莲藕排骨汤

【材料】猪骨300克,莲藕150克,花生仁50克,红枣10颗,生姜1块。

【调料】盐适量,鸡粉、料酒各少许。

【做法】1.花生仁洗净;猪骨剁成块;莲藕去皮,切成片;红枣洗净;生姜切丝。2.锅内烧水,待水开后,投入猪骨,用中火煮尽血水,捞起用凉水冲洗干净。3.取炖盅一个,加入猪骨、莲藕、花生仁、红枣、姜丝,加入适量清水和料酒,加盖炖2~3小时,调入盐、鸡粉,大火烧开,继续煲煮5分钟即可。

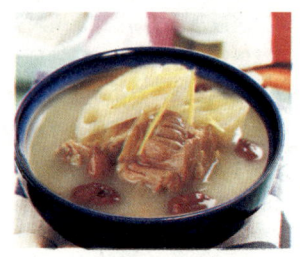

莲藕排骨汤

【功效】莲藕含铁量高,对月经过多、经期延长、颜色淡红或行经时牙龈出血、皮下出血有改善作用。

>>阿胶炖乌鸡

【材料】净乌鸡250克,高丽参10克,阿胶12克。

【调料】盐适量。

【做法】1.乌鸡切成小块。2.高丽参去蒂,切片;阿胶打碎,备用。3.将所有材料一同放入炖盅内,加入适量的清水,隔水以小火炖约2小时,加盐调味即可。

【功效】阿胶是月经不调者的理想补品,可改善血虚萎黄、头晕、心悸、吐血、便血、肺阴不足、肺燥干咳、少痰咳血、虚火上炎等症。

>>红小豆荸荠煲乌鸡

【材料】乌鸡半只,红小豆50克,红枣5颗,荸荠适量,葱少许,生姜1块。

【调料】高汤适量，盐适量，料酒1大匙，味精、胡椒粉各少许。

【做法】1.红小豆用温水泡透；乌鸡剁成块；荸荠去皮；生姜去皮，切片；葱切段。2.锅内烧水，待水开时，放入乌鸡，用中火煮3分钟去除血水，捞起冲净。3.砂锅中倒入除葱外的所有材料，加入高汤、料酒、胡椒粉，加盖，用中火煲沸，再改小火煲2小时，调入盐、味精，继续煲15分钟，撒上葱段即可。

【功效】乌鸡与红小豆搭配煲汤，有很好的调经作用，月经不调者可经常食用。

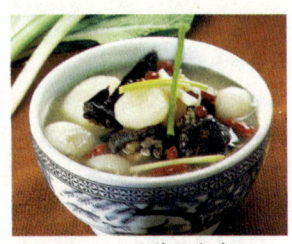

红小豆荸荠煲乌鸡

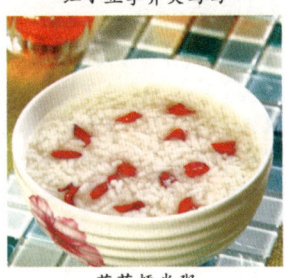

≫芍药粳米粥

【材料】芍药花（色白阴干者）6克，粳米半杯。

【调料】白糖少许。

【做法】1.粳米淘洗干净，与适量水一同放锅中煮。2.待煮沸1～2次，加入芍药花再煮成粥，加入白糖即可。

【功效】芍药花对于改善女性月经不调有很好的作用，经期不顺的女性可常食此粥。

芍药粳米粥

≫蔷薇花粥

【材料】绿豆、粳米各3大匙，蔷薇花4朵。

【调料】白糖适量。

【做法】1.绿豆用清水浸泡发胀；粳米淘洗干净备用。2.绿豆、粳米与适量水一同放入锅中煮成粥。3.将蔷薇花、白糖加入粥锅中，稍煮即成。

【功效】醒脾利气，止痛，对月经不调有一定的食疗作用。

≫乌贼鱼粥

【材料】干乌贼鱼50克，粳米半杯，葱段、姜片各适量。

【调料】盐适量。

【做法】1.干乌贼鱼用温水泡发，冲洗干净，切成丁；粳米淘洗干净。2.起锅热油，下葱段、姜片煸香后，加入清水、乌贼鱼肉，煮至熟烂，加入粳米，继续煮至粥成，再用盐调味即可。

【功效】这道乌贼鱼粥可改善经期不适，对月经不调有较好的疗效。

>> 天山雪莲粥

【材料】白果、天山雪莲各适量，麦片两大匙，芡实、龙眼肉各30克，大米3大匙，红枣10颗。

【做法】1.所有材料均洗净，备用。2.锅中加适量水，放入所有材料煮，粥熟后即可食用。

【功效】此粥在经期前食用，可调经、润燥，对中年女性还有一定的安眠、养颜作用。

《按摩疗法》

□ 有效缓解月经不调的按摩操

1.被按摩者仰卧，按摩者先将手心搓热，用手掌掌心按揉被按摩者的小腹部，力度稍重，至被按摩者稍感温热即可（图①）。

2.被按摩者改为俯卧位，按摩者用手掌掌心横擦被按摩者的腰骶部，至被按摩者稍感温热即可。如被按摩者的经血色暗，且伴有瘀块，可击打其腰骶部50次。

3.按摩者分别按揉被按摩者的命门、肾俞、关元穴各2分钟，至被按摩者感觉温热即可。

4.被按摩者改为坐位，按摩者用手掌从被按摩者和肩胛下缘平齐的脊椎棘突下向两侧分推，并沿肋间向胸部推摩，反复推摩30次，被按摩者稍感温热即可（图②）。

5.按摩者用拇指指腹按揉被按摩者的足三里、太溪、阴陵泉、血海穴，每穴每次各2分钟（图③）。

6.被按摩者取仰卧位，按摩者双手拇指并拢用指腹按压中脘穴，注意按压时用力要稍重，每次3分钟（图④）。

7.一手固定被按摩者的手臂，一手用力按压、揉捏合谷穴，每次3分钟，以产生酸胀感为宜。

8.一手握住被按摩者的膝盖，一手按揉血海（图⑤）、阴陵泉、中都、筑宾穴，每穴每次各1分钟，以产生酸胀感为宜。

9.被按摩者改为俯卧位，用掌根沿脊柱两旁推擦，反复10次，以感觉温热为宜。

10.用拇指、食指揉捏被按摩者的肾俞（图⑥）、脾俞、志室穴，每穴每次各2分钟，以产生酸胀感为宜。

11.用双手手掌缓和揉压被按摩者的腰部（图⑦），至产生温热感，然后用拇指按压上髎、次髎、中髎、下髎。注意按压时用力要稍重，每穴每次各1分钟，以产生酸胀感为宜。

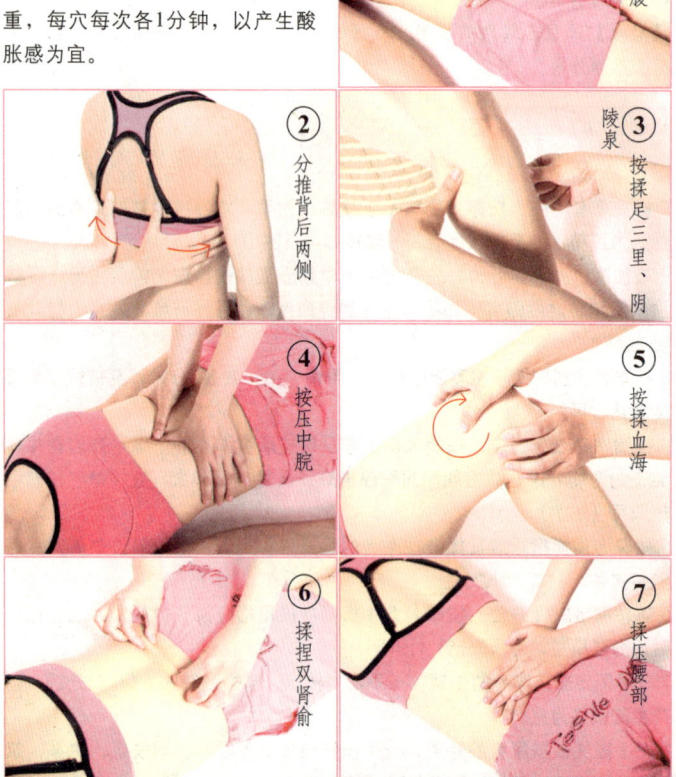

① 按揉小腹

② 分推背后两侧

③ 按揉足三里、阴陵泉

④ 按压中脘

⑤ 按揉血海

⑥ 揉捏双肾俞

⑦ 揉压腰部

闭经

女性18周岁月经尚未来潮或已行经而又中断3个月以上的情况即为闭经。而青春期前、妊娠期、哺乳期及绝经期的闭经属生理现象，不做病论。

食疗方案

□有效通经的中药方剂

>>方剂一

【配方】马鞭草30克，泽兰10克，益母草20克。

【做法】上述药物水煎。

【用量】每日1剂。

【功效】此方具有养血活血、利水通经的作用。

>>方剂二

【配方】月季花15克，益母草15克，丹参15克，红糖30克。

【做法】上述药物水煎。

【用量】每日1剂。

【功效】具有活血调经、消肿止痛的功效。

【注意事项】久服此方可引起便溏腹泻，脾胃虚弱者应慎用此方。

>>方剂三

【配方】党参50克，黄芪100克，当归30克，红枣20克，红糖100克。

【做法】党参、黄芪、当归加水煎2次，去渣合汁500毫升。红枣小火煮烂取汁及枣泥，同药汁、红糖共合后收膏。

【用法用量】每次服20毫升，每日3次。

【功效】通经止痛。

□3道调经民间便方

>>益母草黑豆红糖饮

【配方】益母草30～50克，黑豆60克，红糖适量。

【做法】益母草水煎取浓汁，然后加入黑豆60克，用小火煮至烂熟，再用适量红糖调味服食。

【用法】每天1次，7天为1个疗程。

【功效】具有活血、祛瘀、调经的作用，适用于闭经。

>>红小豆麦芽粳米粥

【配方】红小豆25克，粳米30克，麦芽糖1小匙。

【做法】红小豆、粳米以清水洗净后加适量水煮成粥，加麦芽糖调味后食用。

【功效】适用于闭经、痛经。

>>益母草橙子红糖水

【配方】益母草90克，橙子30克，

红糖50克。

【做法】益母草、橙子、红糖加水煎服。

【功效】适用于闭经。

按摩疗法

疏通经血的耳部按摩

心、神门、皮质下、脾、胃、肝、内生殖器、内分泌等穴,每次取3~4穴,将王不留行籽或莱菔子1粒,置于0.5厘米×0.5厘米的方形胶布上,找准穴位,贴敷于耳穴上,用食指、拇指捻压至酸沉麻木或疼痛为佳,每日按压4~6次。每次贴一侧耳,两耳交替,每次贴敷两天,夏季一天更换一次,10次为1个疗程(图①)。

疏通经血的足部按摩操

1.单食指扣拳法推压甲状旁腺、腹腔神经丛、肾上腺、脾、胃等反射区各10次,至局部有酸胀感最佳。

2.食指指关节按揉脑、垂体、肾、心、肝、胆反射区各20次,以能耐受为度。

3.扣指法推压小脑及脑干、十二指肠、盲肠(阑尾)、回盲瓣反射区各10次,推压速度以每分钟20~40次为宜。

4.单食指刮压生殖腺(图②)、子宫或前列腺、内耳迷路等反射区各10次,至局部有热胀感为宜。

5.食指外侧缘刮下腹部、生殖腺反射区各2分钟。

6.拇指压推上、下身淋巴系统、腹股沟10次,此反射区比较敏感,故应以轻手法为主。

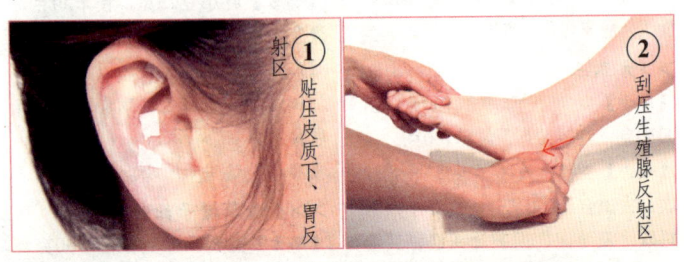

① 贴压皮质下、胃反射区

② 刮压生殖腺反射区

白带增多

白带是指女性阴道流出的一种黏稠液体。女性在发育成熟期、经期前后，或妊娠初期，白带会相应增多，不属病态。如白带明显增多，且色、质、味异常，或伴有全身、局部症状，即为白带增多症。

食疗方案

□ 有效改善白带增多的2个便方

>> 冬瓜冰糖

【配方】冬瓜子80克，冰糖50克。

【做法】将冬瓜子捣烂，加入冰糖，开水炖服。

【用法】早、晚各服1次。

【功效】适用于白带过多。

>> 炒白扁豆

【配方】白扁豆200克。

【做法】白扁豆炒黄，研末。

【用法用量】用米汤送服。每日两次，每次6克。

【功效】适用于白带过多。

□ 推荐3道祛病养生汤粥

>> 淮山墨鱼瘦肉汤

【材料】墨鱼100克，瘦猪肉100克，淮山10克，莲子4克。

【做法】1.墨鱼洗净，切块；猪肉洗净，切片。2.将墨鱼、猪肉、淮山、莲子一起炖汤，食肉饮汤。

【功效】适用于白带过多。

>> 腐皮白果粥

【材料】大米半杯，豆腐皮100克，白果50克，枸杞子少许。

【做法】1.大米淘洗干净，用清水浸泡30分钟。2.豆腐皮用温水清洗后切成丝状；白果去壳，去芯，备用。3.大米、白果一同放入锅中，以大火煮沸后放入豆腐丝稍煮再转小火熬成稠粥后，加入枸杞子，盛出即可。

【功效】可改善白带增多。

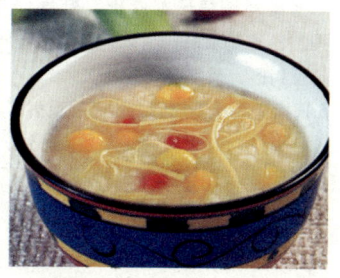

腐皮白果粥

>> 小麦猪肝粥

【材料】小麦、大米各半杯，鸡

血、鸡肝各适量。

【调料】米酒半杯,盐适量。

【做法】1.小麦、大米淘洗干净,用清水浸泡30分钟。2.做法1中的材料放入锅中,加适量水煮沸,再改小火熬成粥。3.鸡血、鸡肝切成小粒,用米酒拌匀,放入粥内煮熟,起锅前撒盐稍煮片刻即可。

【功效】适用于赤白带下。

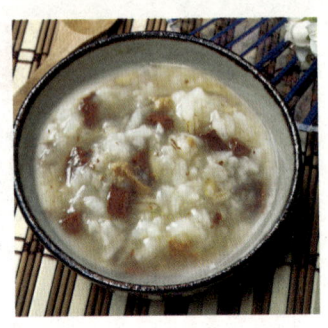

小麦血肝粥

按摩疗法

□抑制白带分泌过多的足部按摩操

1.用食指关节压刮肾上腺、腹腔神经丛、肾、输尿管、膀胱、尿道反射区各3～5次。

2.食指指关节点按脑垂体、肝、心、脾、胃、胰、十二指肠反射区各1分钟。其中,胃反射区用双食指压刮法。

3.拇指压推升结肠、横结肠、降结肠、乙状结肠、肛门、性腺反射区各1分钟。其中,小肠用拳刮或拳面叩击法。

4.拇指外侧缘压刮腰椎、骶骨(右图)、直肠及肛门、尿道及阴道、子宫反射区,反复操作3～5次。

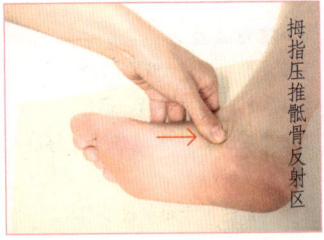

5.拇指指腹推下腹部、生殖腺反射区各2分钟。

拇指压推骶骨反射区

国医小课堂

◎少吃辛辣和油腻生冷的食物,多吃一些有益脾补气、清热利湿作用的食物,如红枣、莲子、山药、冬瓜子等。

◎应节制性生活。

◎保持阴部的清洁,注意阴部卫生,尤其应注意月经期、产褥期的卫生。

更年期综合征

更年期综合征是由于女性体内的雌激素水平下降所引起的，常见的症状有月经变化、面色潮红、心悸、抑郁、失眠、多虑、乏力、情绪不稳定、注意力难以集中等。治疗时，应以补肾气、平衡阴阳为主。

《食疗方案》

□ 适合更年期女性的方剂

>>方剂一

【配方】龙齿30克，茯神15克，柴胡、枳壳、香附、川芎、炙甘草各9克，白芍12克，菖蒲6克，远志5克。

【做法】先煎龙齿，然后放入其他几味中药，一起水煎。

【用量】每次服用量应咨询中医医师。

【功效】此方可疏肝解郁、安神定志，适用于肝郁胆虚型女性。

>>方剂二

【配方】龙齿、淮小麦、磁石各30克，茯神15克，柴胡、枳壳、香附、川芎、炙甘草各9克，白芍12克，菖蒲6克，远志5克。

【做法】先煎磁石，然后放入其他几味中药，一起水煎。

【用量】每次服用量应咨询中医医师。

【功效】可缓解女性易惊恐的情绪，可安神定志。

>>方剂三

【配方】黄芪20克，党参15克，白术、酸枣仁、茯神各12克，当归、龙眼肉各9克，远志、木香、炙甘草各6克。

【做法】将上述中药一起水煎。

【用量】每次服用量应咨询中医医师。

黄芪

【功效】此方可益气补血，养心安神，适用于心脾两虚型的女性。

>>方剂四

【配方】黄芪20克，党参、仙鹤草、煅乌贼骨各15克，白术、酸枣仁、茯

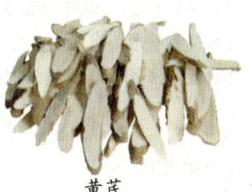

神各12克，当归、龙眼肉各9克，远志、木香、炙甘草各6克。

【做法】将上述中药一起水煎。

【用量】每次服用量应咨询中医医师。

【功效】可止血固经，适用于更年期女性月经淋漓不尽。

>> 方剂五

【配方】黄芪20克，党参15克，白术、酸枣仁、茯神、生地、麦冬各12克，当归、龙眼肉、炙甘草、桂枝各9克，远志、木香各6克。

【做法】将上述中药一起水煎。

【用量】每次服用量应咨询中医医师。

【功效】可温通心阳，滋养心阴，改善更年期女性心悸。

>> 方剂六

【配方】熟地15克，仙茅、淫羊藿、当归、巴戟天各9克，黄柏、知母各4.5克。

【做法】将上述中药一起水煎。

【用量】每日1剂。

【功效】平衡阴阳，清虚热。

□ 改善更年期综合征的民间便方

>> 甘麦饮

【配方】小麦30克，红枣10颗，甘草10克。

【做法】小麦、红枣、甘草加水煎煮。

【用法】每日早晚各服1次。

【功效】适用于伴有心烦、失眠、易怒、潮热、出汗、面色无华的更年期女性。

>> 杞枣汤

【配方】枸杞子、桑葚、红枣各等份。

【做法】枸杞子、桑葚、红枣加水煎煮。

【用法】每日早晚各1次。

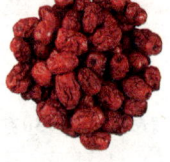

红枣

【功效】适用于头晕目眩、不思饮食、困倦乏力及面色苍白的更年期女性。

□ 调理内分泌的养生餐

>> 生地玄参鸡

【材料】玄参9克，生地15克，乌骨鸡500克。

【调料】盐适量。

【做法】将乌骨鸡宰杀去内脏，洗净；将玄参、生地一起放入鸡腹中缝牢；将乌骨鸡放入锅中，加入适量清水，小火炖熟，放适量盐调味，吃肉喝汤。

【功效】可滋阴补血，补肾平肝，对于肾虚、头晕、阴虚型的女性有一定功效。

>> 附片鲤鱼汤

【材料】附片15克，鲤鱼1条（重约

500克）。

【做法】先用清水煎煮附片2小时，将鲤鱼收拾干净再用药汁煮鲤鱼。

【功效】适用于伴有头晕目眩、耳鸣、腰酸、下肢水肿、畏寒、白带清冷、小腹冷痛及面色苍白的更年期女性。

▶▶ 合欢花粥

【材料】合欢花(干品)30克，粳米50克。

【调料】红糖适量。

【做法】粳米洗净，与合欢花一同放入锅中，加适量水煮成粥，食用前加红糖调味。

【用法】每晚睡前1小时空腹温热食用。

【功效】具有安神解郁、利水消肿等功效，适用于更年期易怒、烦躁、健忘、失眠等症。

▶▶ 龙骨牡蛎糯米粥

【材料】煅石决明20克，煅龙骨30克，煅牡蛎30克，糯米100克。

【调料】红糖适量。

【做法】先将煅石决明、煅龙骨、煅牡蛎煎30分钟，去渣取汁，再加糯米和适量水煮成粥，加红糖调味即可服食。

糯米

【用法用量】每日1剂，分两次食用，连用3日为1个疗程。

【功效】可改善骨质疏松、敛汗，对更年期女性十分有益。

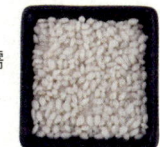

《 按摩疗法 》

□ 改善更年期症状的穴位按摩操

1.将双手五指分开成爪形，从前发际向后发际抹动，如十指梳头状，时间根据情况而定，至被按摩者头皮感觉发热舒适为宜，或用木梳代替手指，抹动20次。

2.用拇指指腹按压印堂、百会、风池、膻中、中脘、关元、曲骨穴，每穴每次各按2分钟。

3.用一手的中指指腹按压对侧肩井穴，每次3分钟（图①）。

4.用双手手掌推摩两侧腋下，反复10次（图②）。

5.用拇指指尖点压被按摩者的大巨、肝俞、脾俞、肾俞穴，每穴每次各3分钟。

6.被按摩者取俯卧位，按摩者用掌根按揉腰部脊柱两侧3分钟（图③）。

7.用掌心摩擦腰骶部，至被按摩者感到微热为宜。

8.被按摩者改为仰卧位，按摩者双手互相摩擦发热，用掌心沿逆时针方向按摩小腹，每次5分钟。

9.用手掌根部推拿大腿前面、小腿外侧，各30次。

10.用手掌根部按揉大腿内侧至膝内侧，由上向下，每侧反复3次（图④）。

11.用拇指指腹按压足三里、三阴交，每穴每次各3分钟。

12.用单手食指、中指、无名指并拢摩擦涌泉穴，至被按摩者的脚心发热为宜。

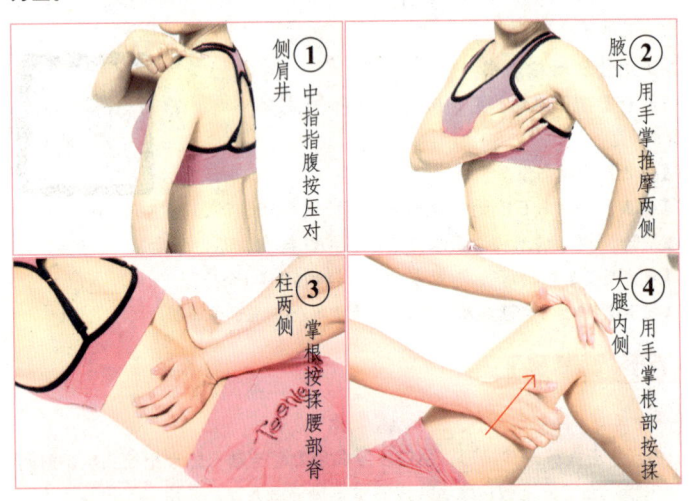

① 侧肩井 中指指腹按压对

② 腋下 用手掌推摩两侧

③ 柱两侧 掌根按揉腰部脊

④ 大腿内侧 用手掌根部按揉

国医小课堂

◎由于阴道抵抗力下降，要注意下身清洁卫生。

◎和谐的性生活有助于改善更年期症状。

盆腔炎

盆腔炎是指内生殖器官的炎症(包括子宫、输卵管及卵巢炎)、盆腔结缔组织炎及盆腔腹膜炎。急性盆腔炎的主要病因是产后或流产感染、宫腔内手术后感染、经期卫生不良、邻近器官的炎症直接蔓延等。

食疗方案

国医专家推荐的中药方剂

>>方剂一

【配方】金银花、蒲公英各30克,丹参18克,赤芍15克,茯苓、木香各12克,桃仁、丹皮、生地各9克。

【做法】以上各味药水煎。

【用量】每次服用量应咨询中医医师。

【功效】清热利湿,活血化瘀,适用于有发热、下腹胀痛、白带色黄量多的湿热瘀毒型盆腔炎患者。

金银花

>>方剂二

【配方】金银花、蒲公英各30克,丹参18克,赤芍15克,茯苓、木香各12克,桃仁、丹皮、生地、延胡索各9克。

【做法】以上各味药水煎。

【用量】每次服用量应咨询中医医师。

【功效】此方具有活血化瘀、行气止痛、降火祛炎的作用,适用于严重腹痛的盆腔炎患者。

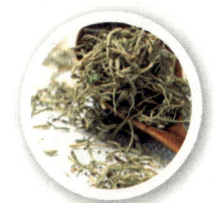

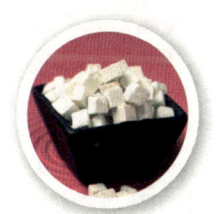

茯苓

>>方剂三

【配方】制香附、川楝子、延胡索、五灵脂、当归、乌药各9克,枳壳、木香各4.5克,没药3克。

【做法】将上述药物加水煎服。

【用量】每天1剂,分两次服用。

【功效】行气活血，化瘀止痛。

治盆腔炎的两个民间秘方

>> 苦菜双花萝卜汤

【配方】苦菜100克，金银花20克，蒲公英25克，青萝卜200克。

【做法】将青萝卜切片，然后与苦菜、金银花、蒲公英一同加水煎煮。

【用法用量】去药渣后，吃萝卜喝汤，每天1剂。

【功效】适用于湿热瘀毒型盆腔炎患者。

>> 蜂蜜金银花瓜仁

【配方】冬瓜子仁20克，金银花20克，黄连2克，蜂蜜50克。

【做法】先煎金银花，去渣取汁后，用药汁煎冬瓜子仁，15分钟后放入黄连、蜂蜜即可。

【用量】每天1剂即可，连服1周。

【功效】清热解毒，适用于湿热瘀毒型盆腔炎患者。

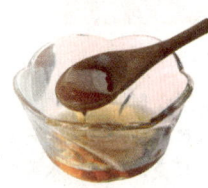

蜂蜜

《按摩疗法》

缓解盆腔炎的足部穴位按摩操

1.单食指压刮肾上腺、腹腔神经丛、肾、输尿管、膀胱反射区3～5次。

2.单食指扣拳法推压肝、脾、性腺、甲状腺反射区各30～50次，以局部有热胀感为宜。

3.用力以可耐受为度，捏指法按揉大脑、脑垂体反射区各20～40次。

4.以拇指压推内髋关节、腰椎、骶骨、尿道及阴道、子宫反射区（下图）各20次，力度以局部有轻微痛感为宜。

5.用食指外侧缘刮压下腹部、外髋关节、生殖腺反射区各30～50次。

6.拇指压推胸部淋巴系统、腹股沟反射区各20次。食指指间关节点上、下身淋巴系统反射区5～10次，缓慢放松，以局部有胀痛感为宜。

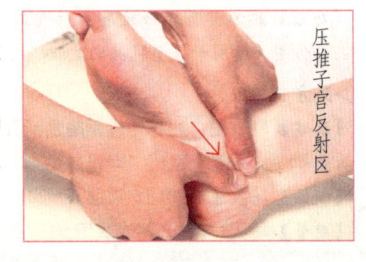

压推子宫反射区

阴道炎

正常情况下，阴道有两道天然屏障。它们能够防止致病微生物的侵入，使阴道保持清洁。但是如果女性不注意保持阴道和周围器官的清洁，就会导致不洁微生物进入阴道，从而引起各种阴道炎症。

食疗方案

□预防阴道炎的食材

>>胡萝卜

胡萝卜富含β-胡萝卜素等多种维生素，能提高人体的免疫系统功能，增强人体抵抗真菌侵入的能力。

>>酸奶

酸奶中的嗜酸菌可帮助阴道里的菌群恢复平衡，有效预防阴道炎。但是并不是所有酸奶都含有此成分，因此在购买酸奶之前要注意看清配料表。

□消炎止带的中药方剂

>>方剂一

【配方】蒲公英20克，淮山、椿根白皮、旱莲草、鹿含草各15克，生地、萸肉、泽泻各12克。

【做法】上述各药水煎两次。

【用法用量】早晚各服用一次，每日1剂。

【功效】适用于阴道炎引起的尿频尿痛等症。

>>方剂二

【配方】蒲公英20克，淮山、椿根白皮、旱莲草各15克，熟地、萸肉、泽泻各12克，龙胆草6克，粉萆薢2克。

【做法】上述各药水煎两次。

【用法用量】早晚各服用一次，每日1剂。

【功效】消炎止带，适用于带下秽臭者。

>>方剂三

【配方】蒲公英20克，淮山、椿根白皮、旱莲草各15克，熟地、萸肉、泽泻各12克，酸枣仁、夜交藤各10克。

【做法】上述各药水煎两次。

【用法用量】早晚各服用一次，每日1剂。

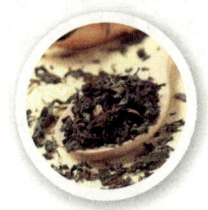

蒲公英

【功效】改善因阴道炎引起的严重外阴瘙痒。

>> 方剂四

【配方】蒲公英20克,淮山、椿根白皮、旱莲草各15克,熟地、萸肉、泽泻各12克,百部、苦参各10克。

【做法】上述各药水煎两次。

【用法用量】早晚各服用一次,每日1剂。

【功效】适用于滴虫性阴道炎患者。

>> 方剂五

【配方】虎杖30克,蒲公英20克,淮山、椿根白皮、旱莲草各15克,熟地、萸肉、泽泻各12克,黄芩10克。

【做法】上述各药水煎两次。

【用法用量】早晚各服用一次,每日1剂。

【功效】适用于霉菌性阴道炎患者。

《按摩疗法》

□ 滋阴防病的两大名穴

>> 三阴交

三阴交是人体足太阴脾经、足少阴肾经、足厥阴肝经三条经络交会的穴位,经常按摩三阴交可滋阴补肾,对女性十分有益。按摩时,可用一侧手拇指指腹按揉对侧三阴交穴,以有酸胀感为宜。

三阴交

>> 涌泉穴

中医认为,肾属水,而涌泉穴是肾水之源,因此经常按摩涌泉穴,可以使肾水涌出灌溉周身四肢各处,对保健养生、预防疾病等具有积极作用。

将下肢平放在对侧膝上,以手掌心反复搓擦足心约1分钟。双足交替进行,两侧中指指腹分别有节律地按压在两侧涌泉穴上,按压1分钟。

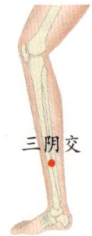

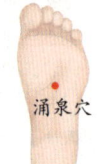

涌泉穴

尿路感染

尿路感染主要是由肛门清洁不彻底，留下的细菌进入尿道引起的。女性多于男性，女性中又多见于育龄期和更年期女性。育龄女性多由于性生活感染，而更年期女性阴道和尿道的组织变得干薄，故易患此病。

食疗方案

□ 多食黄金食材，远离尿路感染

>> 红小豆

红小豆富含淀粉、蛋白质和B族维生素等营养成分，不但是营养丰富的食物，也可供药用，是进补之品。尤其是其能够解热，并具有利尿的作用，患有尿路感染的患者可适量多食。

>> 栗子

栗子具有养胃健脾、补肾强筋的功效，可增强人体肾脏功能，改善因尿路感染引起的水肿、全身性感染等，尿路感染患者要适量多食。

>> 芹菜

芹菜能促进肝功能恢复，并使气血循环顺畅，从而提高人体抗病能力，非常适合患有尿路感染的患者食用。

□ 缓解尿路感染症状的中药复方

>> 龙胆泻肝汤

【配方】龙胆草、甘草各6克，黄芩、山栀子、木通、车前子各9克，泽泻12克，当归8克，生地黄20克，柴胡10克。

【用法】水煎服，也可制成丸剂口服。制成丸剂时每天服两次。

【功效】本品适用于有排尿困难、小便疼痛、便秘、手脚内侧易出汗等症状的患者。

>> 人参莲子饮

【配方】石莲肉、白茯苓各50克，人参、益智仁、麦冬（去心）、远志（水浸、取肉、姜制、炒）各25克。

【用法】水煎服。

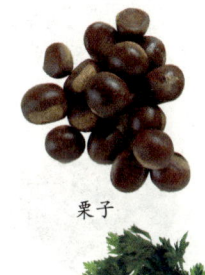

【功效】本品适用于

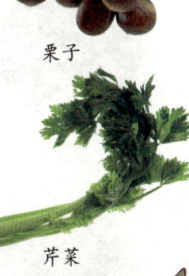

41

尿频、小便疼痛、尿路感染等症的患者，对慢性或复发性尿路疾病有很好的疗效。

>>当归芍药散

【配方】当归、川芎各9克，芍药18克，茯苓、白术、泽泻各12克。

【做法】将以上中药碾碎，混合均匀即可。

【用法用量】冲服，每次服用6克，1日3次。

【功效】本品适用于贫血、下腹部疼痛、晕眩、月经异常等症的患者，尤其对尿路感染有显著疗效。

>>茯苓忍冬丹参饮

【配方】石菖蒲20克，车前子、黄檗、白术、莲子心、生甘草各10克，败酱草、忍冬藤、丹参、土茯苓各30克。

【做法】以上药物水煎。

【用量】具体的服用剂量应咨询中医医师。

【功效】可改善因尿路感染引起的阴部瘙痒、带下量多、小腹疼痛等症状。

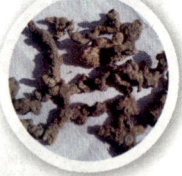

石菖蒲

>>马鞭忍冬蛇舌草饮

【配方】石菖蒲20克，车前子、黄檗、白术、莲子心、生甘草各10克，白花蛇舌草、马鞭草、败酱草、忍冬藤、丹参、土茯苓各30克。

【做法】以上药物水煎。

【用量】具体的服用剂量应咨询中医医师。

【功效】清热利湿、解毒化浊，缓解尿路感染引起的下腹部疼痛。

>>马鞭茯苓木通

【配方】石菖蒲20克，木通、车前子、黄檗、白术、莲子心、生甘草各10克，白花蛇舌草、马鞭草、败酱草、忍冬藤、丹参、土茯苓各30克，泽泻1克。

【做法】以上药物水煎。

【用量】具体的服用剂量应咨询中医医师。

【功效】利湿，化浊，改善分泌物过多等症状，适用于尿路感染。

□改善尿路感染的民间便方

>>玉米芯须茶

【配方】玉米须，玉米芯各60克。

【做法】水煎。

【用量】去渣代茶饮用。

【功效】适用于改善尿路感染引起的发炎、水肿。

>>黄芪薏米粥

【配方】粳米50克，薏

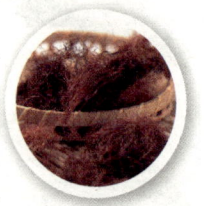

玉米须

米、黄芪、红小豆各30克，鸭跖草15克。

【做法】先将鸭跖草、黄芪水煎取汁，加入粳米、薏米、红小豆煮粥。

【用法用量】1日服用两次。

【功效】适用于慢性尿路感染者。

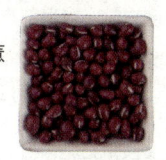

红小豆

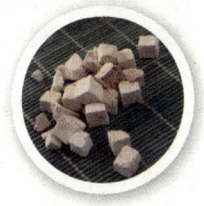

>> 枸杞茯苓茶

【配方】枸杞子50克，茯苓100克，红茶100克。

【做法】将枸杞子与茯苓共研为粗末，放好备用。

【用法用量】每次取5～10克药物粗末，然后加红茶6克，用开水冲泡10分钟即可。每天两次，代茶饮用。

【功效】消炎止痛，缓解因尿路感染引起的不适。

茯苓

《 按摩疗法 》

□ 改善尿路感染的随身大穴

>> 阴陵泉

阴陵泉穴是缓解尿路感染的大穴。取该穴位的时候，患者应采用正坐或仰卧的姿势。经常按摩此穴，可缓解尿路感染带来的不适。

阴陵泉

>> 肾俞

同阴陵泉穴一样，肾俞穴也是缓解尿路感染症状的大穴，经常按摩此穴对尿路感染患者有好处。取穴时，患者可以取俯卧位，这样更容易找到。

>> 膀胱俞

尿路感染常伴有膀胱炎的症状。这时，按膀胱俞就可缓解症状。按摩时，取俯卧位，以手掌侧面在膀胱俞穴及腰骶部上下反复推擦，

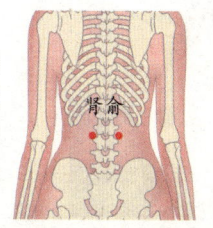

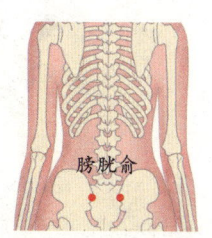

肾俞

膀胱俞

力度均匀,以局部产生热感为度。

>> 中极穴

按摩中极穴可缓解因尿路感染引起的腹部疼痛。按摩时,呈仰卧位,医者或患者用点按穴位的用具按压穴位,进行顺时针或逆时针的按揉,每次1分钟,连做3次。适度用力,以局部有酸胀感并向下传导、略有便意为佳。

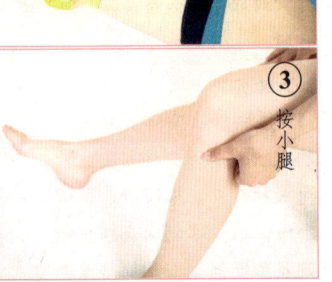

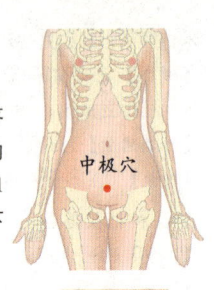

>> 委中穴

如果尿路感染引起下肢水肿,可适当按摩委中穴。按摩时,呈坐位,一手拇指置于阳陵泉穴,其余四指放于委中穴进行按压,一按一放,至整条腿酸麻为止。

缓解尿路感染的按摩操

1.被按摩者呈俯卧位,按摩者用手掌侧面在被按摩者的腰骶部上下反复推擦,力度要均匀,以局部产生热感为宜(图①)。

2.被按摩者呈仰卧位,按摩者用点按穴位的用具按压下腹部,并沿顺时针或逆时针按揉,每次1分钟,连做3次。做此动作时用力要适度,至局部有酸胀感并向下传导、略有便意为佳(图②)。

3.取坐位,一只手的拇指置于膝盖下方外侧,其余四指放于膝弯处进行按压,一按一放,直至整条腿酸麻为止(图③)。

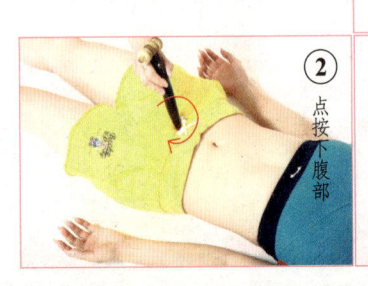

① 推擦腰骶部

② 点按下腹部

③ 按小腿

子宫内膜异位症

当子宫内膜在子宫体腔面以外的部位生长,即为子宫内膜异位症。如果此病得不到及时治疗,可继发痛经、白带增多、不孕等多种并发症。

食疗方案

改善子宫内膜异位症的秘方

>> 川芎益母草汤

【配方】川芎、紫石英、石见穿各10克,益母草15克,莪术12克。

【做法】将所有材料一起倒入水中,先用大火煎,水开之后,再用小火煎10分钟即可。

【用法用量】每日1剂,两次分服,3个月为1个疗程。

【功效】此妙方能够有效改善痛经、月经异常、不孕、内膜异位囊肿等多种妇科病,尤其适用于子宫内膜异位症患者。

>> 莪术饮

【配方】莪术3~15克。

【做法】将莪术水煎即可。

【用法】口服。

【功效】此妙方能够缓解子宫内膜异位、早期宫颈癌等多种女性疾病症状。

【注意事项】气血两虚、脾胃薄弱无积滞者慎服;孕妇、月经过多者忌用。

薏米

中医推荐的两道养生药膳

>> 槐花薏米粥

【材料】薏米30克,冬瓜子仁20克,槐花10克。

【做法】将槐花和冬瓜子仁同煎成汤,去渣后再倒入薏米同煮成粥即可。

【用法】直接食用。

【功效】此粥具有益气祛湿的功能,非常适合子宫内膜异位症患者食用。孕妇忌用。

>> 田七红枣鸡汤

【材料】母鸡1000克,田七20克,去核红枣10颗,龙眼肉1大匙,生姜适量。

【调料】盐适量

【做法】1.将鸡宰杀,并处理干净;田七用温水浸软后切成薄片;生姜洗净,切片。2.将鸡、田七、红枣、龙眼肉以及生姜一起放入器皿中,加入适量开水,用中火煮40分钟左右,食用时加盐即可。

【功效】补血益气,适用于子宫内

45

膜异位症的女性患者。

>>生地黄蒸乌鸡

【材料】生地黄250克，乌鸡1只。

【调料】饴糖150克。

【做法】将鸡去毛洗净，掏出内脏，生地黄和饴糖相拌，纳入鸡腹中，隔水蒸熟即可。

【用法】直接食用。

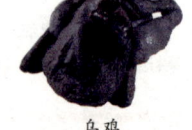

【功效】此妙方具有滋阴清热的功能，能够有效缓解诸多妇科疾病，尤其适用于子宫内膜异位患者。经常食用，效果更佳。

按摩疗法

与子宫息息相关的三大穴位

>>关元穴

关元穴能够有效地改善月经不调等症状，经常按揉此穴能够有效预防子宫内膜异位症。

>>百会穴

此穴能够有效缓解月经不调等症状，如果经常用手指指腹按揉此穴，能有效预防子宫内膜异位症。

>>涌泉穴

经常用手指或圆珠笔按压涌泉穴不仅能够预防子宫内膜异位症，还能有效改善月经不调。

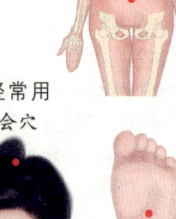

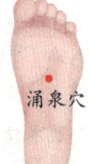

国医小课堂

经常保持愉快的心情，抱有平和的心态，使机体免疫系统功能正常地"工作"，可以有效地预防子宫内膜炎以及子宫内膜异位症。反之，如果经常发火，情绪波动很大，就会导致内分泌的失调，从而引发子宫内膜炎或导致子宫内膜异位症。

子宫脱垂

分娩造成宫颈主韧带与子宫骶韧带的损伤及分娩后支持组织未能恢复正常,为导致子宫脱垂的主要原因。另外,产褥期产妇长时间仰卧、产后经常蹲式劳动都会诱发子宫脱垂。

《食疗方案》

□防治子宫脱垂的中药复方

>>补中益气丸

【配方】炙黄芪200克,炙甘草100克,党参、炒白术、当归、升麻、柴胡、陈皮各60克,生姜20克,红枣40克。

【做法】将炙黄芪、炙甘草、党参、炒白术、当归、升麻、柴胡、陈皮研成细粉,过筛,混匀。生姜、红枣,加水煎煮两次,过滤。取上述细粉,用生姜、红枣的煎液制丸,干燥,制成水丸。

【用法用量】口服,一次6克,一日2~3次。

【功效】补中益气,适用于伴有脾胃虚弱、体倦乏力、食少腹胀、大便稀溏的子宫脱垂者。

□改善子宫脱垂的便方

>>金樱母鸡汤

【配方】金樱根60克,母鸡1只(约500克),黄酒、盐各适量。

【做法】母鸡宰杀处理干净,鸡腹内放入切碎的金樱根,再加少许黄酒及适量清水,放瓦罐内隔水炖熟,加盐调味。

【用法用量】饮汤吃鸡,分数次吃完。

【功效】改善子宫下垂。

甘草

>>荔枝酒

【配方】去壳鲜荔枝(带核)1000克,陈米酒1000毫升。

【用法用量】浸周后饮用,早晚各次。

【功效】治子宫脱垂。

>>丝瓜酒

【配方】老丝瓜壳30克,白酒15毫升。

【做法】取壳烧灰。

【用法用量】白酒送服,每次服10克,每日3次。

【功效】治子宫脱垂。

按摩疗法

改善子宫脱垂的耳部按摩

皮质下、交感、内生殖器、脾、肾、肺等穴,每次选2～3穴,用王不留行籽或莱菔子以胶布固定于所选的耳穴上,每次贴一侧耳穴,双耳交替进行,每日自行做不定时按压,每天按压8次左右,每次2～3分钟,以耳穴出现发热效果为佳。每周换贴3次(图①)。

改善子宫脱垂的足部按摩操

1. 食指关节压刮肾上腺、腹腔神经丛、肾、输尿管、膀胱、尿道反射区,反复5次。
2. 扣指法按揉脑、垂体、小脑及脑干20～30次,逐渐用力,以局部有胀痛感为最佳。
3. 推压十二指肠、盲肠(阑尾)、回盲瓣、升结肠、横结肠、降结肠、乙状结肠、小肠、生殖腺反射区,反复操作4～6次。
4. 以按摩器刮压胰、小肠、脾反射区(图②)各50次。
5. 拇指推腰椎、骶骨、尿道及阴道、子宫反射区各50次。
6. 食指外侧缘刮下腹部、生殖腺反射区各50次,逐渐用力,以局部有酸痛感为宜。

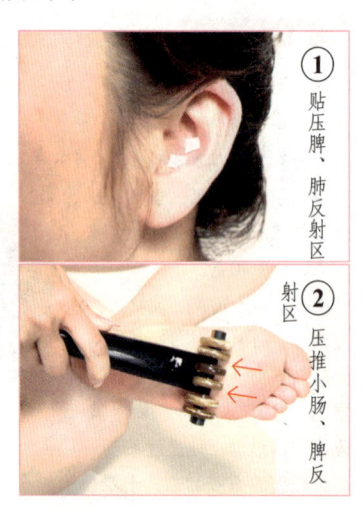

① 贴压脾、肺反射区

② 压推小肠、脾反射区

国医小课堂

◎ 孕期定期做产前检查,预防难产,以降低子宫脱垂的概率。

◎ 养成规律的排便习惯,防止因排便困难引起子宫脱垂。

◎ 更年期女性要注意锻炼身体,做提肛锻炼,防止组织过度松弛。

子宫肌瘤

子宫肌瘤是女性生殖器官中最常见的良性肿瘤。子宫肌瘤的发生率很高,在30岁以上的女性中约为20%;以40~50岁的发生率最高,为51.2%~60.9%。子宫肌瘤的诱因可能与雌激素分泌过多有关。

食疗方案

□改善子宫肌瘤的中药方剂

>>方剂一

【配方】云苓、莲子、薏米各15克,白术、白扁豆、淮山各12克,陈皮、砂仁、桔梗各9克,人参、甘草各6克。

【用法用量】水煎服,每日1剂,分两次服用。

【功效】适用于肥胖、疲乏无力、腹胀、气短、舌淡苔腻、脉沉的子宫肌瘤患者。

>>方剂二

【配方】王不留行籽100克,夏枯草、生牡蛎、紫苏各30克,赤芍12克,桃仁10克,丹皮、茯苓、桂枝各9克,水蛭6克。

【做法】药物放砂锅中用水煎。

【用法用量】每天1剂,分两次服用,1个月为1个疗程。

【功效】适用于由子宫肌瘤引起的下腹刺痛。

>>方剂三

【配方】苍术、陈皮、枳实各12克,半夏、白蔻各9克,云苓、薏米各15克。

【用法用量】水煎服,具体用量应咨询中医医师。

【功效】适用于苔腻、脉滑等湿浊内停型的子宫肌瘤患者。

>>方剂四

【配方】红花、赤芍、川芎、柴胡、当归各12克,地黄、牛膝各15克,桃仁、枳壳、桔梗各9克。

【用法用量】水煎服,具体用量应咨询中医医师。

【功效】适用于病程较长且伴有肌肤粗糙、瘀血等症状的子宫肌瘤患者。

□推荐两道养生粥

>>虾仁白菜粥

【材料】大米1杯,鲜虾仁100克,小白菜1棵,嫩姜1片。

【调料】盐1小匙。

【做法】1.大米淘洗干净,放入锅中,加适量水以大火煮沸后,改小火煮至米粒熟软。2.用牙签挑去虾仁背上的泥肠；小白菜去根，洗净，切小段；姜洗净，切细丝。3.小白菜、姜先下入粥锅中，煮沸后再下虾仁，待虾仁煮熟，加盐调味即成。

【功效】有助于排出身体毒素，对子宫肌瘤有一定的食疗功效。

>> 芹菜粳米粥

【材料】粳米1杯，芹菜连根120克。

【调料】盐适量。

【做法】1.芹菜连根洗净，切成2厘米长的段，放入锅内；粳米淘洗干净。2.粳米放入锅内，加适量水用大火烧开，然后改小火熬煮。3.粥熟时，加盐调味即可。

【功效】清热除烦，利水消肿，凉血止血，适用于水肿、月经不调、赤白带下、子宫肌瘤等症。

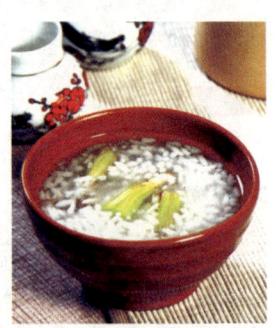

芹菜粳米粥

《按摩疗法》

增强子宫功能的足部按摩操

1.单食指关节刮压大脑、小脑及脑干、甲状旁腺、心、生殖腺反射区各3～5次。

2.食指外侧缘刮法按摩腰椎、骶骨、尿道及阴道、子宫反射区各20～30次，逐渐用力，以局部有酸痛感为宜。

3.单食指扣拳法按揉肝、胆、脾、肾等反射区各30次，按摩力度要以可承受为度，以局部有胀热痛感为宜。

4.拇指推压下腹部、生殖腺反射区（右图）各50次，逐渐用力，至局部有胀痛感最佳。

5.拇指指端点腹股沟、上身淋巴系统、下身淋巴系统、胸部淋巴系统反射区各20次。

6.最后依次推按肾上腺、腹腔神经丛、肾、输尿管、膀胱、尿道反射区，反复按摩2分钟。

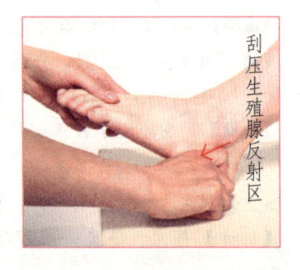

刮压生殖腺反射区

经前乳房胀痛

经前乳房胀痛是由经前体内雌激素水平增高、乳腺增生、乳腺间组织水肿所致,中医认为是肝郁气滞、肾阴虚所致。经前乳房胀痛是指女性在月经来潮前有乳房胀满疼痛、发硬、有肿块、压痛的现象。重者乳房受稍微震动或碰撞就会胀痛难受。

食疗方案

呵护女性乳房的两种中药单品

>> 马鞭草

现代药理学研究发现,马鞭草对女性子宫十分有益,还有抗炎止痛作用,可以缓解女性经前乳房胀痛。

>> 藏红花

藏红花具有活血化瘀、通经止痛、退烧清热、解郁安神、凉血解毒、养血的功效,可使气血畅通。现代医学认为,藏红花是养血活血药,可调节内分泌,促进血液循环,防止肿块生成,因此对于改善经前乳房胀痛十分有效。

预防经前乳房胀痛的中药方剂

>> 方剂一

【配方】青皮、昆布、乳香各9克,夏枯草、浙贝母各12克。

【做法】以上各药水煎。

【用法用量】每日服用1剂。

【功效】可化瘀消瘀,软坚散结。

>> 方剂二

【配方】柴胡、枳实、当归、香附、陈皮、赤芍、昆布、郁金、补骨脂、仙茅、茯苓、蒲公英各12克,鹿角胶10克(冲服)。

【做法】以上各药水煎。

【用法用量】每日服用1剂。

【功效】活血化瘀,改善乳房肿块。

>> 方剂三

【配方】肉苁蓉15克,当归、赤芍、金橘叶、半夏各10克,柴胡5克,蜂蜜30毫升。

【做法】将以上药物分别拣去杂质,洗净,晾干或切碎;将处理好的药物放入砂锅中,加适量水,浸泡片刻,再煎煮30分钟,去渣取汁,将药汁放入容器中,待其温热时,加入蜂蜜搅拌均匀即可。

【用法用量】上、下午各服用一剂。

【功效】可调理冲任、活血散结,适用于乳腺小叶增生。

缓解乳房胀痛的两个民间秘方

>>金橘叶饮

【配方】金橘叶（干品）30克。

【做法】金橘叶洗净，晾干后切碎，放入砂锅中，加水浸泡片刻；煎煮15分钟后，去渣取汁，将药汁放入容器中即可。

【用法用量】可将药汁代茶饮，早、晚各服一次。

【功效】可疏肝理气、解郁散结，适用于女性乳腺小叶增生。

>>玫瑰菊花青皮茶

【配方】玫瑰花、菊花各10克，青皮5克。

【做法】将以上配方用沸水冲泡。

【用法】代茶饮。

【功效】软坚散结，可缓解女性经前乳房胀痛。

《按摩疗法》

改善乳房胀痛的胸部按摩操

1. 取坐位，充分暴露胸部，双手互相摩擦发热，用手掌掌面由乳房四周沿乳腺管轻轻向乳头方向推抚50次（图①）。

2. 用手掌小鱼际在红肿胀痛处轻揉，至肿块柔软为宜。

3. 用拇指和食指提捏乳中穴，提捏时力度要适中，每次2分钟（图②）。

4. 用中指指腹按揉乳根穴，按揉时力度要适中，每次2分钟（图③）。

5. 用双手掌根按揉乳房外侧，按揉时力度要适中，每次10分钟（图④）。

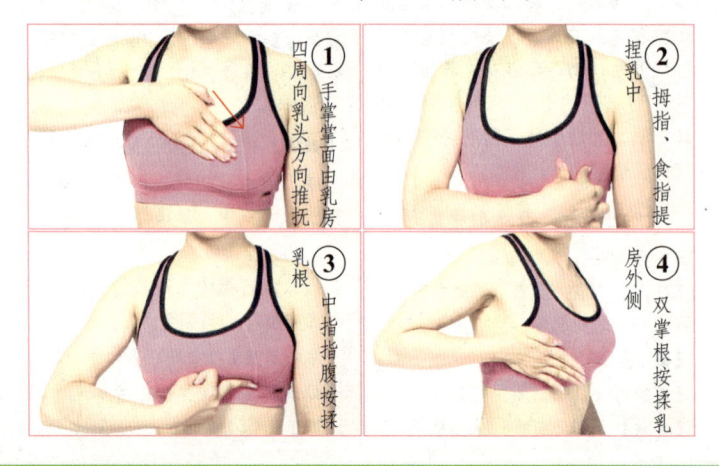

① 手掌掌面由乳房四周向乳头方向推抚

② 捏乳中　拇指、食指提

③ 乳根　中指指腹按揉

④ 房外侧　双掌根按揉乳

乳腺癌

在多种致癌因子的作用下，乳腺上皮细胞发生了基因突变，导致细胞增殖失控，即产生了乳腺癌。乳腺癌是女性常见的恶性肿瘤之一，严重地影响和危害女性的身心健康。

食疗方案

□8种健康食材帮你对抗乳腺癌

>>橄榄油

橄榄油含有人体必需的不饱和脂肪酸。不饱和脂肪酸对于人体保健具有重要意义，可起到防癌抗癌的作用，可在一定程度上预防乳腺癌。

>>蒜

实验表明，蒜可以杀灭乳癌细胞。煮蒜前，最好去皮并剁烂，并放上10～15分钟。因为如果立刻加热，将无法生成对抗癌细胞的物质。

蒜

>>绿茶

绿茶内含有一种叫鞣酸的成分。它具有预防癌症的作用，同样可以降低患乳腺癌的风险。

>>豆类食物

大豆、豆荚、豆奶和其他豆类食物含有丰富的防癌植物雌激素和植物化学成分，可以帮助人体排出被怀疑是可能致癌的雌激素。

大豆

>>谷类食物

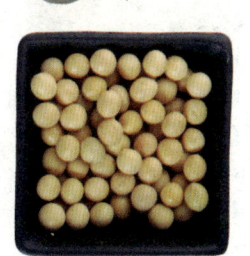

未经过精加工的谷类食物富含B族维生素和膳食纤维，可降低促使乳腺癌发生的雌激素水平。因此，适当吃些粗粮，可起到保护乳房的作用。建议常吃全麦食品、糙米、燕麦等食物。

>> 三文鱼

研究表明，ω-3脂肪酸有抗癌作用，尤其可降低女性乳腺癌的发病率。三文鱼是ω-3脂肪酸含量较丰富的食物之一，建议适量食用。

三文鱼

>> 胡萝卜

研究指出，常吃富含β-胡萝卜素的食物会降低乳腺癌的发病率。而胡萝卜就是首选。

胡萝卜

>> 菠菜

研究发现，每周至少吃两次菠菜的女性，乳腺癌的发病率比不吃菠菜的女性低。由此可见，菠菜也可在一定程度上预防乳腺癌的发生。

菠菜

防治乳腺癌的中药方剂

>> 方剂一

【配方】天葵根1.5克，象贝2~9克，煅牡蛎9~12克，甘草3克。

【用法用量】加水同煎服数次。

【功效】预防乳腺癌，也适用于预防颈淋巴系统结核。

>> 方剂二

【配方】江南细辛鲜叶7片，八角莲30克。

【用法用量】酒水各半煎服。

【功效】适用于乳腺癌早期。

>> 方剂三

【配方】柴胡、白芍、当归、云苓、白术、山慈菇、郁金各12克，山海螺、薏米、猫爪草各30克，甘草6克。

【做法】将上述药物放入砂锅中，加水煎。

【用法用量】每天服用1剂。

【功效】疏肝理气，消炎散结，适用于乳房胀痛、两胁胀闷、乳房肿块皮色不变、质地较硬等症。

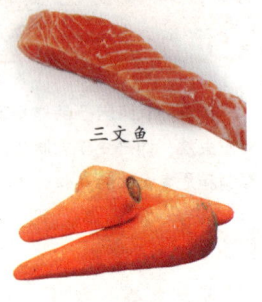

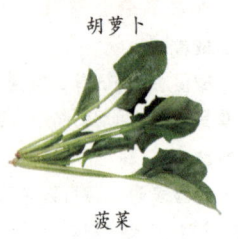

>>方剂四

【配方】金银花、野菊花、紫地丁、山慈菇、土鳖虫、天葵各12克,蒲公英、七叶一枝花、薏米、白花蛇舌草各30克,甘草6克。

【做法】将上述药物放入砂锅中,加水煎。

【用法用量】每天服用1剂即可。

【功效】此方有清热解毒、化瘀散结的功效,适用于乳房肿块红肿热痛。

□缓解乳腺癌症状的民间小妙方

>>天冬茶

【配方】天冬8克,绿茶1克。

【做法】将剪成碎片的天冬和绿茶一起放入杯子中,用沸水浸泡5分钟即可。

【用法】每日代茶饮。

【功效】此方适用于乳腺癌早期。

绿茶

>>鹿角薜荔散

【配方】薜荔果、鹿角尖各100克,陈醋适量。

【做法】将薜荔果和鹿角尖共研末,配合陈醋服下。

【用法用量】口服,每日10克。

【功效】此妙方适用于乳腺癌偏阳虚证者。

>>抱石莲甜酒饮

【配方】抱石莲全草15~21克,甜酒少许。

【用法】加甜酒少许,水煮服。

【功效】适用于乳腺癌早期。

>>桃根饮

【配方】毛花阳桃鲜根75克。

【用法用量】水煎服,15~20天为1个疗程,停几天后再服,连服4个疗程。

【功效】预防乳腺癌,也适用于预防胃癌、鼻咽癌。

>>蒜泥泥鳅

【配方】蒜1头,泥鳅5条。

【做法】蒜捣泥与泥鳅共煮。

【用法】经常食用。

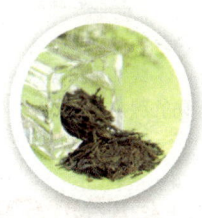

【功效】适用于乳腺癌早期。

按摩疗法

□ 有效预防乳腺癌的三大穴位

>> 期门穴

经常用掌心推擦期门穴可有效预防乳腺癌。

>> 天溪穴

经常用拇指按揉或是用棒状物点压天溪穴可有效帮助人体预防乳腺癌。

>> 乳根穴

经常用拇指点压乳根穴可有效预防乳腺癌。

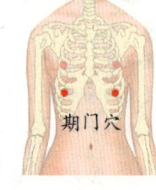

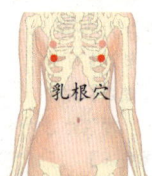

国医小课堂

◎定期做乳房检查。年龄在20～40岁的女性应于每月月经过后1周内，做一次乳房自检；每隔两年，由专业医师做一次临床检查或乳房摄影术。年龄在40～49岁的女性最好每年做一次专业性的乳房检查。年龄在50岁以上的女性每月应定期做乳房自检，且每年须做一次临床乳房检查。

◎谨慎使用激素类药物。有些女性为了让乳房更丰满，常常服用激素类药物，结果导致内分泌紊乱。事实上，这也增加了乳腺疾病发生癌变的概率。

◎戒酒。研究显示，体内的雌激素越多，得乳腺癌的概率也就越大。酒精会干扰肝脏把多余的雌激素排出体外。喝酒越多，得乳腺癌的概率也就越大。

◎积极锻炼身体。国外研究发现，从事体育老师这样有一定活动量的工作的女性，其患乳腺癌的概率要比从事诸如办公事务之类惯于久坐的工作的女性低50%。研究者认为适量的体力活动能够抑制乳腺癌，这样体内的雌激素含量就会降低。

◎保持良好的心情，保持乐观放松的心态。忧郁、紧张等情绪会导致脂肪栓水平增加，从而增加患乳腺癌的风险。

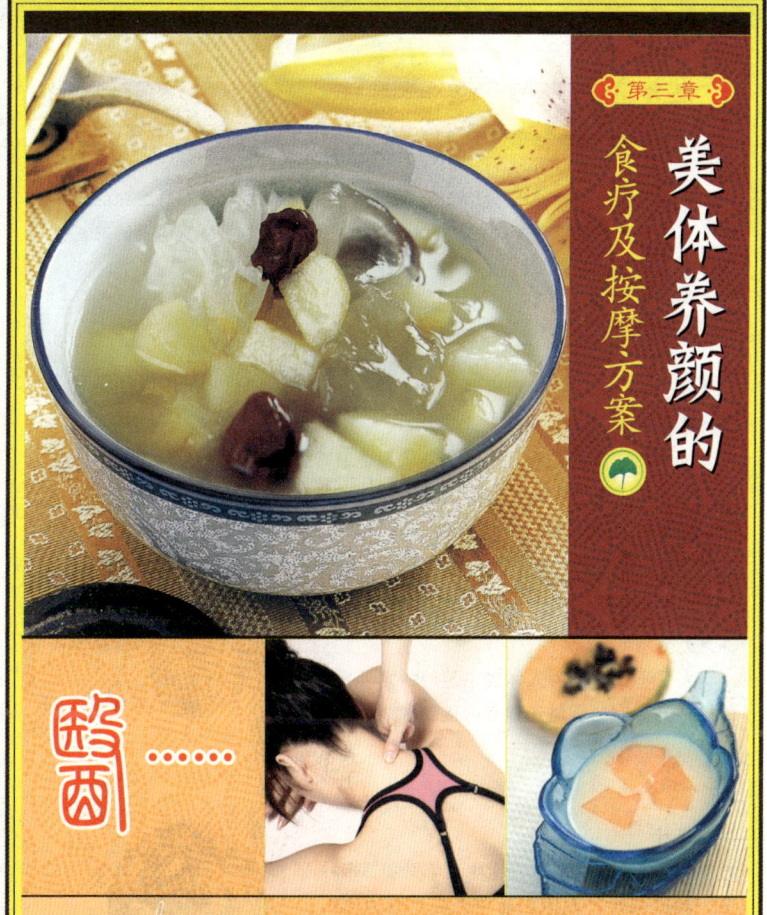

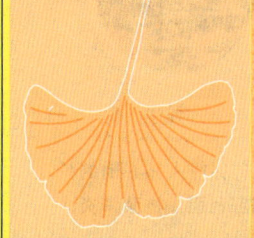

第三章 美体养颜的食疗及按摩方案

女性的美丽不但要外养,也要内调。专家推荐的饮食与按摩疗法温和而有效。它虽不能迅速将青春痘、斑点、皱纹等一扫而光,却能让你在无负担、无任何副作用的情况下修复瑕疵。只要坚持下去,你就能拥有人人艳羡的无瑕美肌与完美身材,让你从头美到脚。

减肥

单纯的体重增加并不等于肥胖，衡量肥胖的标准应该是脂肪组织的比例。只有当我们的体内脂肪，尤其是甘油三酯积聚过多，导致明显的超重与脂肪层过厚才称为肥胖。

食疗方案

有助"燃烧"脂肪的三大食材

>> **辣椒**

辣椒能够促进脂肪"燃烧"，从而达到减肥的效果，但是如果过量食用，会加重肠胃负担。

>> **柠檬**

柠檬中含有的柠檬酸能够高效地分解、消耗体内脂肪，可有效防止脂肪积累，起到减肥的作用。

>> **大豆**

大豆不仅可以为人体提供足够的营养，更重要的是，其含有的胆碱还能有效地"燃烧"脂肪，具有预防肥胖和减肥的功效。

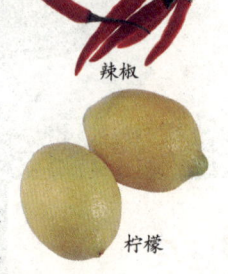

辣椒

柠檬

中药单品

>> **荷叶**

荷叶含有荷叶碱、柠檬酸、苹果酸等多种成分，具有解热、利尿、通便、降血脂的作用，久服可以减肥瘦身。夏天食用荷叶，益处尤多。它既能清热解暑，又能升发脾阳。体瘦气血虚弱者慎服。

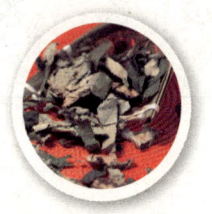

荷叶

>> **决明子**

决明子含有糖类、蛋白质、脂肪及铁、锌、锰、钼等人体必需的矿物元素，有清肝明目、通便瘦身的功效，久服有保肝利胆、抗菌消炎、降脂减肥的作用。

☐ 消脂减肥的中药复方

➤➤ 生大黄厚朴饮

【配方】生大黄3~5克,厚朴9克。

【做法】将生大黄和厚朴共煎至10分钟即可。

【用法】直接饮用。

【功效】此妙方具有通便的作用,能够起到减肥的功效。

大黄

➤➤ 苍术汁

【配方】白术、茯苓、苍术、泽泻各10克。

【做法】将所有的材料加水共煎即可。

【用法用量】口服,1日两次。

【功效】此饮品能够改善肥胖问题。

☐ 有助于减肥的民间便方

➤➤ 决明山楂饮

【配方】决明子、山楂各25克,菊花15克。

【做法】1.将决明子和山楂分别清洗干净,与菊花一起放入砂锅中,加适量清水,用大火加热。2.沸腾后再用小火煎煮,30分钟后熄火,将粗渣除去,留取汁液备服即可。

【用法】随意饮用。

【功效】本方能够解毒、通便、减脂,适用于各个年龄段的女性饮用,可用于防止体重增加、形体虚胖、目赤肿痛、大便秘结、消化不良。

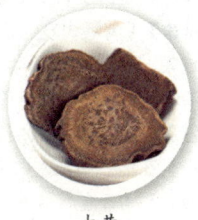

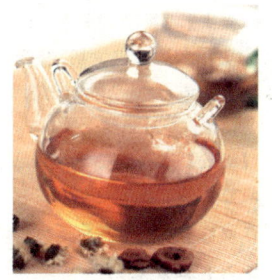

决明山楂饮

➤➤ 醋泡牛蒡

【配方】牛蒡、醋各适量。

【做法】牛蒡洗净,去皮,削片,放入密封容器中,倒入醋,醋要没过牛蒡;将其放置两周后即可。

【用法用量】食用时要将牛蒡同醋一起倒出来,然后食用牛蒡片,1天两次,分早、晚食用，1次10～20片。

【功效】牛蒡含有丰富的膳食纤维，容易造成饱腹感，有利于减肥。

>>桑白决明饮

【配方】桑白皮15克，决明子10克，白糖5克。

【做法】1.将桑白皮、决明子分别清洗干净，并刮去桑白皮的外皮，将其切成短节，与决明子共同放入砂锅中，加适量清水。2.先用大火烧开，再用小火加热，待其沸腾几分钟再稍加焖煮，最后离火将粗渣滤净，在药汁中加入白糖并使其溶化即可。

【功效】本方有利水消肿、清热减肥的功效，适用于各个年龄段的女性。

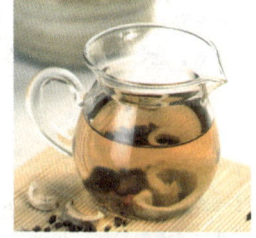

推荐两道减肥粥膳

>>芦荟土豆粥

桑白决明饮

【材料】粳米半杯，芦荟50克，土豆100克，枸杞子数粒。

【调料】白糖少许。

【做法】1.粳米淘洗干净，用清水浸泡30分钟。2.芦荟洗净，切3厘米见方的块；土豆去皮，切2厘米见方的块。3.将芦荟、粳米、土豆一同放入锅内，加适量水，用大火烧沸，再用小火煮约35分钟，加入枸杞子、白糖搅匀即成。

【功效】服用芦荟能达到减轻体重、减肥健身的神奇效果。土豆是理想的减肥食品，具有健脾和胃、通利大便的功效。这道芦荟土豆粥具有极好的瘦身效果，减肥者可常吃。

>>冬瓜紫菜粥

【材料】紫菜50克，冬瓜300克，大米半杯，葱花适量。

【调料】盐、香油各少许。

【做法】1.紫菜洗净，切碎；冬瓜去皮，去心，切碎；大米浸泡半小时后淘洗干净。2.紫菜、冬瓜、大米一同放入锅中，加适量水煮成粥。3.粥熟时加盐、香油调味，最后

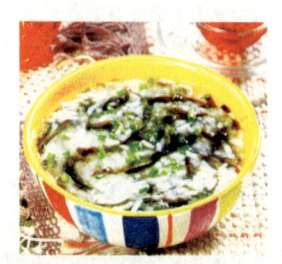

冬瓜紫菜粥

撒葱花即可。

【功效】紫菜具有很好的减肥效果；冬瓜具有优异的利水功效，对水肿性肥胖具有一定的食疗功效。这道冬瓜紫菜粥具有清热、利水、平喘的作用，水肿性肥胖者不妨常食。

《按摩疗法》

□有效改善肥胖的按摩操

1.被按摩者俯卧，按摩者用手掌掌面沿被按摩者的腰背部的足太阳膀胱经按摩，每次反复进行推摩10次，力度要适中，以被按摩者的皮肤发红发热为宜。

2.按摩者用拇指的指腹分别点按被按摩者的脾俞、肝俞、大肠俞、肾俞穴，每穴各按摩1分钟，力度要适中。

3.按摩者用手掌反复横擦被按摩者的腰骶部，每次横擦10次，力度适中，以被按摩者的皮肤发红、发热为宜（图①）。

4.按摩者双手手掌相叠放在被按摩者的臀部最高处，然后反复对臀部的四周进行放射状推搓5~10分钟（图②）。

5.被按摩者俯卧，按摩者自下而上反复拿捏其足跟至大腿之间的筋肉，每次拿捏20次，力度要适中（图③）。

6.被按摩者仰卧，按摩者反复从被按摩者的踝部搓摩至被按摩者的大腿根部10次，再从大腿根部搓摩至腹股沟部10次（图④）。

7.按摩者用双手手掌分别置于被按摩者身体的前正中线两侧，然后慢慢地向两侧推摩至腋中线，再从胸部推摩至腹部，用力稍重，以被按摩者的皮肤发红、发热为宜（图⑤）。

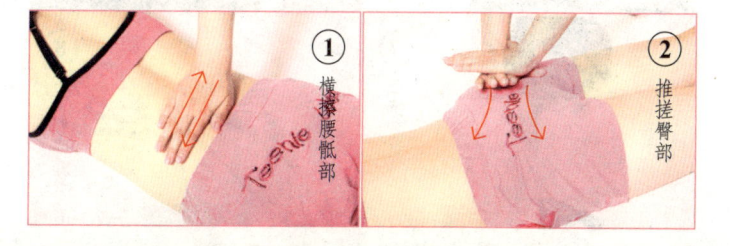

① 横擦腰骶部

② 推搓臀部

8.按摩者双手重叠放在被按摩者的肚脐上,沿顺时针或逆时针方向推摩脐周,随着推摩范围的扩大,力度也随之加大,以被按摩者稍感腹部松动、有肠鸣或排气感即可(图⑥)。

9.按摩者用拇指分别按揉被按摩者的期门、章门、梁门、涌泉、风市、丘墟穴各1分钟,力度适中。

10.被按摩者端坐,按摩者用右手掌心反复擦摩被按摩者的颈部脂肪堆积处,以被按摩者皮肤发红、发热为宜(图⑦)。

11.按摩者双手握住被按摩者的腕部,自下而上反复搓揉至肩部,每次搓揉10次,力度要适中(图⑧)。

12.按摩者用拇指指尖分别点压被按摩者的劳宫、内关、天泉穴各30次,力度由轻到重。

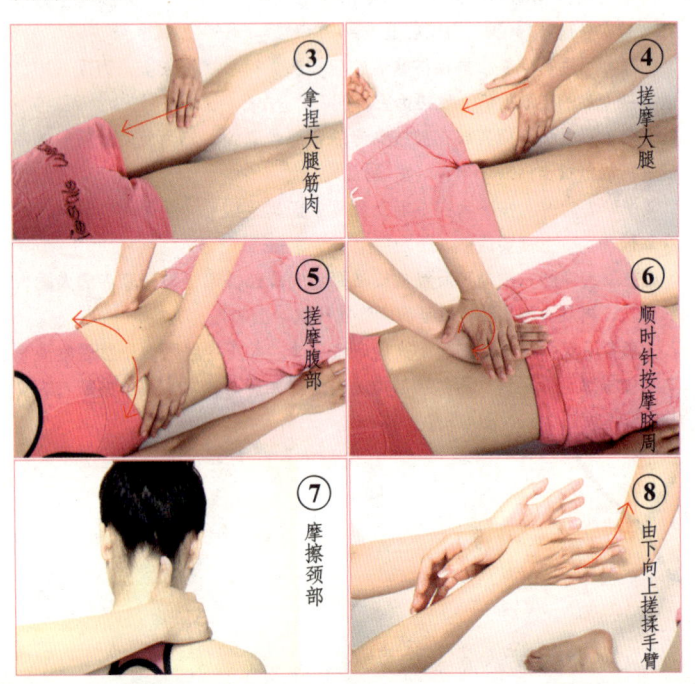

③ 拿捏大腿筋肉

④ 搓摩大腿

⑤ 搓摩腹部

⑥ 顺时针按摩脐周

⑦ 摩擦颈部

⑧ 由下向上搓揉手臂

丰胸

胸部的大小及线条很大程度上是由先天因素决定的，但是在发育期摄取的营养以及对其进行按摩也会大大影响成年以后胸部的形态。因此，除了日常注意摄取可以丰胸的食物，还可以通过胸部按摩来达到丰胸的目的。

食疗方案

□ 三大食材让胸部更丰满

>> 木瓜

木瓜自古就是丰胸佳果，被许多女性所推崇。木瓜中富含的木瓜酶不仅可促进胸部发育，还能滋润肌肤。常食木瓜能刺激卵巢分泌雌激素，从而使乳腺畅通，达到丰胸的目的。木瓜与肉类搭配食用，丰胸的效果更明显。

木瓜

>> 花生

花生富含蛋白质、脂肪及多种人体必需的氨基酸，经常食用能增强记忆力、抗老化、滋润肌肤和丰胸。此外，花生还有健脾和胃、润肺化痰、理气通乳、美容养颜的功效。

花生

>> 红枣

红枣含有维生素A、维生素C、多种氨基酸等营养成分，适当久食可补养身体、美容丰胸。

□ 促进胸腺发育的中药圣品

>> 通草

通草可除热利水，消水肿，利耳鼻，催生，下乳。适当食用通草可通调乳房气血，可用于乳房健美，使之丰满焕发青春，尤其适合中年女性。

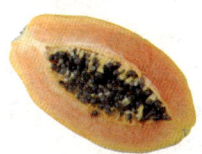

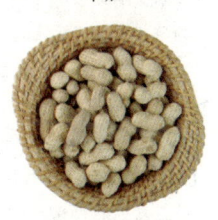

通草

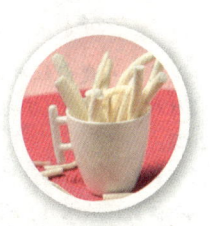

>>葛根

葛根所含的异黄酮被誉为植物雌激素，可促进女性丰胸、养颜、尤其对中年女性和绝经期女性养颜及保健作用明显。中医认为，葛根具有清火排毒、丰胸、通便、减肥的功效。

□ 丰胸、美胸的民间秘方

>>木瓜奶味丰胸茶

【配方】木瓜、牛奶、茶包各适量。

【做法】木瓜洗净后切成片状，放入茶包，以微火焖煮3分钟，加入少许牛奶拌匀即可。

【功效】促进胸部发育，增加胸部弹性。

木瓜奶味丰胸茶

>>醪糟粥

【配方】醪糟300克，白糖适量。

【做法】醪糟加水适量，微波炉热2分钟左右即可。

【功效】许多营养师都认同醪糟的丰胸功效，因为醪糟中含有能促进女性胸部丰满的天然激素，其酒精成分也有助于改善胸部血液循环。

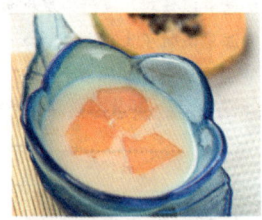

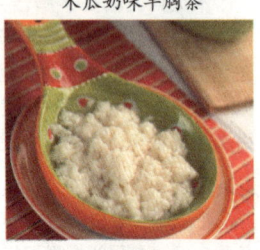

醪糟粥

>>六君子丰胸汤

【配方】人参15克，白术10克，茯苓、陈皮、半夏各12克，炙甘草2克。

【做法】1.第一次时将药材加入3碗水煎煮成1碗水后，滤渣取汤汁饮用。

2.第二次时将两碗半的水煎煮成1碗水时，取汤汁饮用。

【功效】丰胸，改善面黄肌瘦，使面色红润。

□ 推荐丰胸养生餐

>>黑木耳瘦肉红枣汤

【材料】猪瘦肉300克，黑木耳30克，红枣20颗。

【调料】酱油、料酒、淀粉、盐、味精各适量。

【做法】1.黑木耳用温水泡开，去蒂，洗净；红枣去核，洗净，猪肉洗净，切片，用

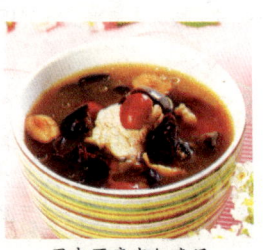

黑木耳瘦肉红枣汤

酱油、料酒、淀粉腌10分钟，备用。2.将黑木耳、红枣一同放入锅中，注入适量的清水，小火煲煮，20分钟后放入瘦肉，继续煲至瘦肉熟透为止，然后用盐、味精调味即可。

【功效】疏通全身气血，促进胸部发育。

>> 青苹果炖芦荟

【材料】青苹果2个，红枣20颗，水发银耳2朵，鲜芦荟适量，生姜1块。

【调料】冰糖适量。

【做法】1.青苹果去核，去皮，切小块；红枣用温水泡好；银耳改成小朵；芦荟去皮，切小块；生姜切成小片。2.取炖盅1个，加入青苹果、红枣、银耳、芦荟、生姜片，注入适量的水。3.调入冰糖，加盖，入蒸锅，隔水用大火炖约1小时即可食用。

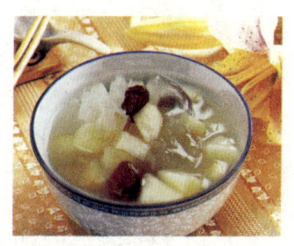

青苹果炖芦荟

【功效】使胸部更丰满，美化胸部线条。

《 按摩疗法 》

□ 三大美胸名穴按摩法

>> 大包穴

大包穴是美胸名穴，经常按摩，可促进胸部发育。按摩时，以手指指面向下按压，并以打圈的方式进行按摩。

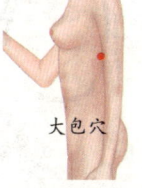

大包穴

>> 乳中穴

按摩乳中穴周围可促进淋巴循环，美化胸部线条，还能预防胸部肿块。

四指并拢，拇指分开。先由颈、肩向腋窝下按摩，再由胸下向上向外推擦，然后由乳头向四周摩擦至腋下淋巴结处。先轻擦一遍，再重一点，最后轻轻按摩。然后以揉为主，由颈、肩及胸侧至乳房；接着以捏为主，沿淋巴走向进行揉捏、提捏、抓捏，最后归至腋下淋巴结处。

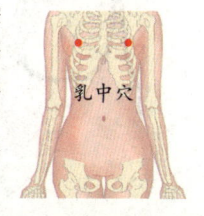

乳中穴

>> 膻中穴

膻中穴在胸部前正中线上，两乳中连线的中点。用食指、中指由下向上用力推揉1分钟，然后点按此穴50下。长期坚持按摩膻中穴即可达到丰胸目的。

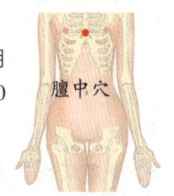

丰胸按摩操

1. 用右手掌面在左侧乳房上部，即锁骨下方着力，均匀柔和地向下直推至乳房根部（图①），再向上沿原路线推回，反复20~50次，换左手按摩右乳房，重复相同动作20~50次。
2. 用右手掌根和掌面自胸正中部着力，横向推按左侧乳房直至腋下（图②），返回时用五指指面将乳房组织带回，反复20~50次后，换左手按摩右乳房，重复相同动作20~50次。
3. 每晚睡前用温热毛巾敷两侧乳房3~5分钟。
4. 用手掌小鱼际从上、下、内、外四个方向朝乳头方向推赶乳房，推赶时力度要适中，动作缓慢，每个方向各10次，以无疼痛、不适感为宜（图③）。
5. 双手合抱乳房，朝乳头方向合力推挤乳房，反复10次，以无疼痛、不适感为宜（图④）。

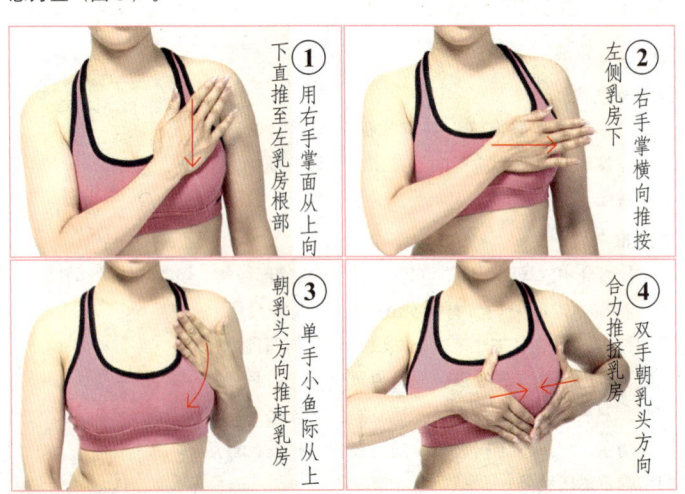

① 用右手掌面从上向下直推至左乳房根部
② 右手掌横向推按左侧乳房下
③ 单手小鱼际从上朝乳头方向推赶乳房
④ 双手朝乳头方向合力推挤乳房

乌发、固发

人的头发如同人体的细胞一样，有着一定的生长周期，会定期更新和脱落。头发的生长周期是因人体而异的，脱发可能是由于体内缺锌，而白发主要是由遗传或神经因素等引起的。

食疗方案

□让头发乌黑浓密的明星食材

>> 黑芝麻

黑芝麻含有的维生素E，能促进皮肤新陈代谢，让毛孔扩张，促进血液循环，能够防止皮肤老化、掉发、白发。另外，其中的卵磷脂也可帮助全身细胞的生成，对于头皮屑也有改善的作用。

>> 南瓜子

南瓜子中蛋白质、维生素E、矿物质的含量正好能够为脱发者提供其所需的营养，预防头发老化及脱发。

黑芝麻

>> 黑豆

黑豆含有B族维生素、胡萝卜素、优质植物蛋白、脂肪酸、异黄酮等营养成分，具有补肾益精、活血泽肤、美发护发的功效，经常食用可乌发美发，并使头发富有光泽和弹性。

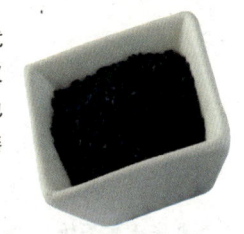

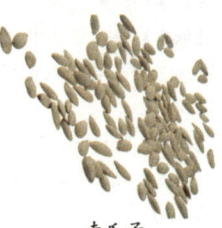

南瓜子

□五大中药给头发补充营养

>> 何首乌

何首乌含有卵磷脂、大黄酚、淀粉等多种营养成分，可以促使头发黑色素的生成，让头发变黑。另外，何首乌中的淀粉水解后所生成的葡萄糖还能够起到润发的功效。

>>黄芪

黄芪含有氨基酸、甜菜碱、叶酸等多种人体必需的微量元素,可防治脱发、促进毛发生长。

>>当归

当归能扩张头皮的毛细血管,促进血液循环,防止维生素E缺乏,从而进一步防止脱发、黄发和白发,并能滋润皮肤、毛发,使头发保持乌黑发亮。

>>枸杞子

枸杞子可预防斑秃,防止脱发,促进头发黑色素的生成,从而使头发乌黑发亮。此外,对于因缺乏维生素及微量元素所引起的黄发、白发、面色无华、皮肤干燥等症也有疗效。

>>川芎

川芎能扩张头部毛细血管,促进血液循环,从而增加头发营养,使头发具有良好的柔韧性,不易变脆,还能防止头发变白,增加头发营养,有助于头发保持润滑光泽。

有效改善脱发、白发的妙方

>>桑寄生鸡蛋饮

【配方】桑寄生25克,鸡蛋1~2个。

【做法】将桑寄生和鸡蛋加水共煮,蛋熟后去壳,再放回原汤中继续煲15分钟即可。

【用法】吃蛋饮汤。

【功效】此饮品能够有效改善脱发、白发的症状。

>>芝麻当归散

【配方】黑芝麻560克,当归500克。

【做法】黑芝麻、当归一起研末。

【用法用量】每次饭后服1匙,每日3次,连服两个月。

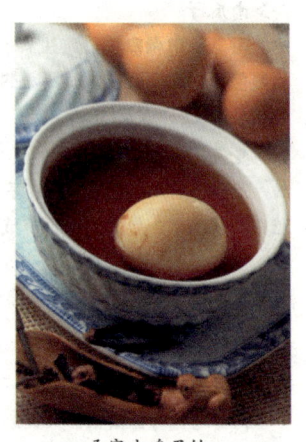

【功效】生发、乌发,适用于体虚足软、须发早白。

桑寄生鸡蛋饮

□乌发固发的养生汤粥

>> 黑白芝麻核桃粥

【材料】糙米半杯,黑芝麻、白芝麻各两大匙,核桃仁三大匙。

【调料】白糖适量。

【做法】1.糙米、黑芝麻、白芝麻、核桃仁分别洗净,糙米用清水浸泡1小时。2.所有材料一同放入锅中,加适量水,中火煮沸后再改小火熬煮1小时,加糖拌匀即成。

黑白芝麻核桃粥

【功效】芝麻、核桃都是对头发有益的食物,可促进毛发生长,抑制脱发。

>> 黑芝麻猪蹄汤

【材料】猪蹄1个,黑芝麻100克。

【调料】盐适量。

黑芝麻猪蹄汤

【做法】1.黑芝麻用水洗净,放在干锅中炒熟,碾成粉末,备用。2.猪蹄去毛,洗净,切块,放入沸水中汆烫,捞出备用。3.向煲中倒入适量的清水,大火煮沸后放入猪蹄,中火烧开后,改成小火慢煮,1小时后,放入盐,搅拌均匀便可停火,最后向汤中撒入芝麻末即可。

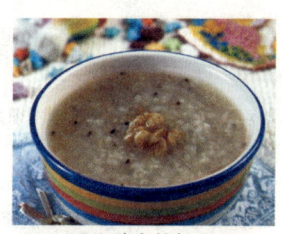

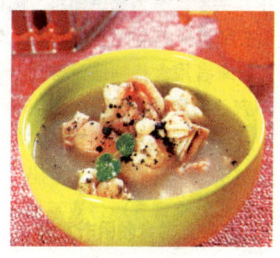

【功效】黑芝麻对因身体虚弱、早衰引起的脱发有良好的食疗效果,对药物性脱发、某些疾病引起的脱发也有一定的食疗作用。

>> 何首乌黑豆煲鸡爪

【材料】鸡爪8个,猪瘦肉100克,黑豆20克,去核红枣5颗,何首乌10克。

【调料】盐适量。

【做法】1.鸡爪斩去趾甲,洗净,放入沸水中汆烫,捞出后过冷。2.将猪瘦肉洗净备用;红枣、何首乌洗净,备用。3.将黑豆洗净,放入干锅中炒至豆壳裂开时盛入盘中,备用。4.把处理好的所有材料,全部放入煲内,加入适量的清水,小火慢煲,3小时后,用盐调味即可。

【功效】何首乌具有补肝、益肾、养血、祛风的作用,适用于肝肾阴亏、须发早白、血虚头晕、崩漏带下、慢性肝炎等症。

《按摩疗法》

□ 远离脱发、白发困扰的按摩法

1.双手五指分开成爪形,由前发际向后发际抹动,反复20次,至头皮感觉发热即可(图①)。

2.单手五指握紧,先沿头顶中线由前向后敲啄,然后沿着头顶两侧,由前向后敲啄,最后在外侧沿胆经由前向后敲啄,每条线5次,敲啄时力度适中,头皮下有微痛感即可(图②、图③)。

3.按摩者用拇指指腹点按被按摩者的百会穴,力度适中,每次10下。

4.按摩者用食指指腹沿顺时针方向点揉被按摩者的风府、风池、攒竹、太阳穴,力度适中,每穴每次各5圈,以被按摩者感觉酸胀为宜(图④)。

5.以每分钟30次的速度,用手指轻按手腕正中的阳池穴,由此刺激肾经,促进头脂、汗腺的正常分泌。

6.将头发梳理齐顺,双手插入头发中对整个头皮轻轻按摩,顺序为先从前面的发际至后脑的发脚处,再从左边发际到右边发际,反复几次后,再对百会、上星、风池等穴位进行按摩。需要注意的是,按摩时力度宜适中,以穴位处感到微胀、微麻即可。

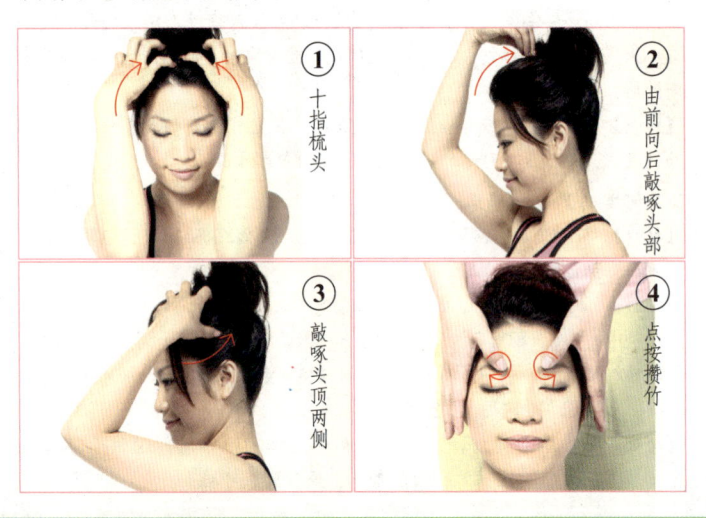

① 十指梳头

② 由前向后敲啄头部

③ 敲啄头顶两侧

④ 点按攒竹

湿疹

湿疹是常见的过敏性皮肤炎症，会造成患者的手、面、四肢屈侧、肛门、外阴等处奇痒无比，严重影响了患者的日常生活。治疗湿疹的主要方法是找出病因，对症治疗。

食疗方案

适用于湿疹患者的七大妙方

>>冬瓜皮汁
【配方】冬瓜皮100克。
【做法】将冬瓜皮切碎水煎，煎后过滤留汁即可饮用。
【用法】代茶饮，每日1～2剂。
【功效】此饮品适用于湿疹、荨麻疹患者。

>>薏米荸荠汤
【配方】荸荠10个，薏米30克，白糖适量。
【做法】将荸荠、薏米加适量白糖一起用水煮成汤即可。
【用法】直接饮用。
【功效】对湿疹患者有着良好的疗效。

>>黑豆饮
【配方】黑豆30克，黑芝麻、黑枣各10克。
【做法】将黑芝麻、黑枣和黑豆加水一起煮熟即可。
【用法】直接饮用。
【功效】适用于湿疹患者。

>>蒲公英菊花羹
【配方】蒲公英15克，野菊花9克，水淀粉、盐、味精各适量。
【做法】将野菊花和蒲公英一起进行水煎，煎后过滤留汁，加盐和味精煮沸，用水淀粉勾芡即可。
【用法用量】每日服用1次。
【功效】此饮品适用于湿疹患者。

>>桃花茶
【配方】干桃花3～5克。
【做法】水煎干桃花成汁即可。
【功效】此茶适用于湿疹患者。
【注意事项】桃花具有治疗便秘的作用，身体虚弱易腹泻者慎用。

>>红枣扁豆汤
【配方】白扁豆30克，红枣10颗，红糖适量。
【做法】将红枣、白扁豆、红糖一起用水煮成汤即可。
【用法】直接饮用。
【功效】适用于慢性湿疹患者。

>> 茯苓蒲公英薏米饮

【配方】土茯苓15~20克，薏米30克，蒲公英20克，甘草3克。

【做法】以上几味加水煎。

【用法用量】分次饮用。

【功效】适用于湿疹。

按摩疗法

□ 有效减轻湿疹的按摩法

1. 端坐，用拇指指腹按压头顶的百会穴3分钟，用力要稍重（图①）。
2. 按摩者用拇指指腹分别按压被按摩者的大椎、天柱、肩井各3分钟，力度要稍重，被按摩者稍感酸胀即可（图②）。
3. 用刷子分别按揉阳池、合谷、曲池、足三里穴各1分钟，力度要稍重，被按摩者稍感酸胀即可（图③）。
4. 按摩者用拇指指腹分别按揉被按摩者的太溪、三阴交、阴陵泉穴各2分钟，力度稍重，被按摩者稍感酸胀即可。
5. 按摩者单手食指、中指、无名指合拢摩擦被按摩者的涌泉穴，至被按摩者稍感脚心发热即可（图④）。
6. 被按摩者俯卧，按摩者用掌根沿被按摩者的背后督脉走行方向反复用力摩擦30次，至被按摩者皮肤发红发热即可。

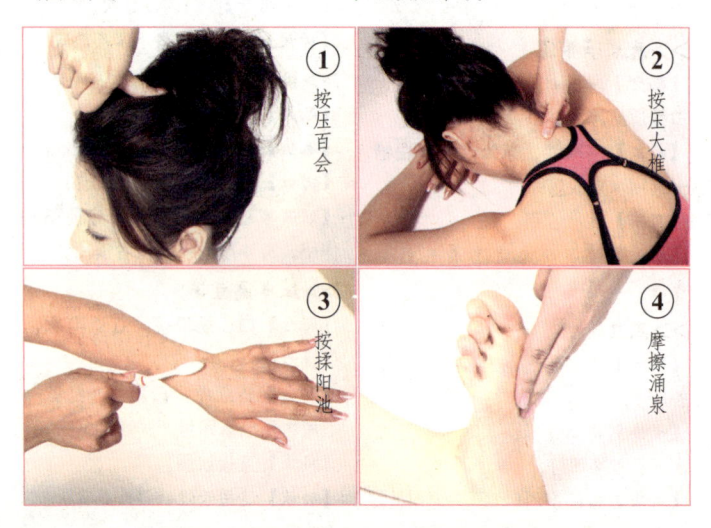

① 按压百会

② 按压大椎

③ 按揉阳池

④ 摩擦涌泉

祛斑

色斑指的是出现了与周围肌肤颜色不同的斑点。形成色斑的因素有很多，包括外因和内因，如太阳辐射、遗传基因、内分泌失调等，所以要想有效淡化色斑，就要做到内调外养。

食疗方案

□ 对抗色斑的三大法宝

>> 西红柿

西红柿富含的谷胱甘肽具有抑制黑色素的作用，防止黑色素沉淀产生色斑；而富含的维生素C具有美白的功效，可预防色斑生成，尤其是日晒引发的色斑。

>> 柠檬

柠檬中的维生素C、磷、铁和钙能够使黑色素沉淀，防止色斑生成。注意：食用柠檬后应避免阳光直接照射，否则更容易产生色斑。

>> 苦瓜

苦瓜有清热解毒、补气益精、止渴消暑、明目等功效。苦瓜中富含维生素C和苦瓜蛋白等成分，经常食用可抑制黑色素生长，起到预防斑点形成的功效。

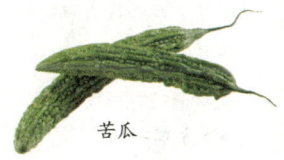

苦瓜

□ 5种淡化色斑的明星药材

>> 乌梅

乌梅富含柠檬酸、苹果酸、琥珀酸、糖类、谷固醇等营养成分，经常食用能令人面色红润、肌肤光泽、延缓衰老，从而达到祛斑美容的效果。注意：菌痢、肠炎初期者忌食；女性正常月经期以及孕期、产前、产后忌食。

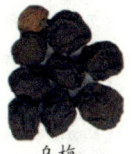

乌梅

>> 甘草

甘草的抗氧化能力强，能淡化斑点、缓解眼疲劳、祛除眼部黑色素、润肤护发等，还可以防晒、美白、消斑、防止皮肤粗糙。注意：湿盛而胸腹胀满及呕吐者应禁服甘草；各种水肿、肾病、高血压、充血性心力衰竭患者也要慎用。

>>白僵蚕

白僵蚕中富含蛋白质、氨基酸、维生素E等多种营养成分，经常食用可营养皮肤、美白防晒、祛斑美颜。注意：心绪不宁、血虚生风者慎服。

白僵蚕

>>檀香

檀香有行气止痛、散寒调中的功效。檀香含有平衡精油，对干性湿疹及老化缺水的皮肤特别有益。经常使用可令面部皮肤变得白皙、红润、细腻、弹滑、柔嫩而光亮；坚持使用还能淡化面部斑点。

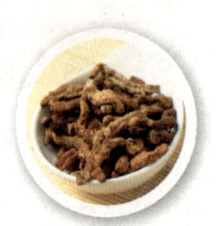

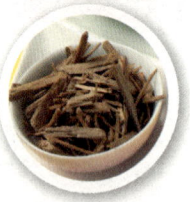

檀香

>>山慈菇

山慈菇有清热解毒、化痰散结的功效，其抗菌消炎效果显著，对脓性、囊肿性青春痘有很好的疗效。经常使用可以祛暗疮、除斑、淡化痘痕。

☐消斑的中药方剂

>>方剂一

【配方】熟地黄15克，山茱萸肉、牡丹皮、泽泻、知母、黄柏、当归各9克，茯苓、僵蚕各12克。

【用法】水煎服。

【功效】活血养血，淡化色斑。

>>方剂二

【配方】柴胡、当归、白芍各10克，茯苓、白术各12克，香附、白蒺藜各9克，益母草20克，甘草6克。

【用法】水煎服。

【功效】疏肝理气，活血消斑。

>>方剂三

【配方】菟丝子、熟地黄各15克,女贞子、何首乌各12克,当归、白芍各10克,枸杞子、茯苓、白术各9克。

【用法用量】水煎服,每日1剂。

【功效】养血润肤,淡化色斑。

>>方剂四

【配方】党参、茯苓、生地黄各12克,白术、木香、当归、鸡内金各10克,薏米、冬瓜皮各30克,鸡血藤20克。

【用法用量】水煎服。每日1剂,10天为1个疗程。

【功效】健脾益胃,利湿消斑。

>>方剂五

【配方】珍珠母20克,白僵蚕、菊花、赤白芍各9克,茯苓、白蒺藜、茵陈、夏枯草各12克。

【用法用量】水煎服,每日1剂。

【功效】平肝潜阳,清热化斑。

>>方剂六

【配方】当归、赤芍、生地黄、川芎、桃仁、红花各10克,柴胡、枳壳、桔梗各6克,甘草3克。

【用法用量】水煎服,每日1剂。

【功效】养血消斑,使面色更红润。

☐ 淡化色斑的民间妙方

>>枸杞子菊花茶

【配方】菊花17克,枸杞子10克。

【做法】先用沸水将菊花和枸杞子一起冲泡,接着再加盖泡约20分钟即可。

【用法用量】2~3天喝1次。

【功效】此茶具有疏肝理气的作用,可以减少由肝气郁结所形成的黄褐斑。

>>薏米饮

【配方】薏米适量。

【做法】将薏米用沸水煮开即可。

【用法】直接饮用。

【功效】薏米能够吸收紫外线,具有防晒和防紫外线的作用,可淡化色斑。

>>白芷茶

【配方】白芷14克,牡丹皮、枸杞子各7克。

【做法】先用沸水将所有材料一起冲泡,接着再加盖泡约20分钟即可。

【用法用量】2~3天喝1次。

【功效】此茶具有润肤的作用,可以淡化黑色素,让气色红润起来。

>>水牛角丸

【配方】升麻、羌活、防风各30克,水牛角60克,生甘草6克,白附子、白芷、川芎、红花、黄芩各15克。

【做法】将所有材料共研成细末,然后将其蒸熟制成小丸即可。

【用法用量】温水送服,每晚服10克。由于白附子中含有小毒,所以服用前应咨询医生,并根据自己的身体情况而定。

【功效】滋润肌肤，清热化斑。

>> 蔷薇果茶

【配方】干燥的蔷薇果粉两小匙。

【做法】将蔷薇果粉加入适量开水中，进行充分搅拌，放置1分钟后，取水去沉淀物。

【用法】直接饮用。

【功效】蔷薇果中维生素C的含量是柠檬的18倍，能抑制黑色素的产生，从而起到预防和淡化色斑的作用，此外，还能保持皮肤的弹性。

>> 玫瑰茶

【配方】牡丹皮、玫瑰各7克，百合10克。

【做法】先用沸水将所有材料一起冲泡，接着再加盖泡约20分钟即可。

【用法用量】2～3天喝1次。

【功效】玫瑰茶能够疏肝理气，长期使用能够起到淡化斑点的作用。

推荐两道祛斑粥

>> 银耳香菇粥

【材料】银耳50克，小香菇150克，大米半杯。

【调料】盐一小匙。

【做法】1.银耳冲洗干净，用清水浸软后，去蒂，再切成小块。2.香菇洗净，用水泡软；大米淘洗干净。3.将银耳、香菇、大米加适量水一同放入锅中，煮成粥后，加盐调味。

【功效】银耳具有良好的滋润补水、美白淡斑作用。香菇也是不可多得的具有美容功效的保健食品。这道银耳香菇粥具有补养肺气、通畅呼吸、增进肺功能和过滤污浊空气的功效，还能美润肌肤、淡化色斑。

>> 南瓜牛奶鸡肉粥

【材料】南瓜80克，大米1杯，洋葱30克，鸡肉40克，牛奶2杯，天麻10克。

【调料】盐、胡椒粉、奶油各少许。

【做法】1.锅中放入半杯水，加入天麻煮10分钟，去渣取汁，备用。2.南瓜去皮，切成丁状；洋葱、鸡肉亦切丁；大米浸泡1小时

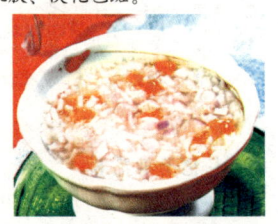

南瓜牛奶鸡肉粥

后淘洗干净。3.锅中放奶油，将洋葱、鸡肉略炒，放入大米，加适量水，用小火煮20分钟。4.将南瓜、牛奶、天麻药汁加入锅中，煮10分钟，然后用盐、胡椒粉调味便可起锅。

【功效】滋润肌肤，淡化色斑。

按摩疗法

□淡斑名穴——血海穴

血海穴是生血和活血化瘀的要穴，每天坚持按摩血海穴3分钟，可起到淡化色斑的作用。按揉时，患者屈膝，按摩者以左手掌心按于患者右膝髌骨上缘，拇指呈45度斜置按下，用指端按揉血海穴20次至有酸胀感为宜。注意：力度不宜太大。

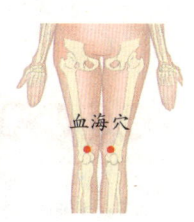

血海穴

□减少色斑的按摩法

1.被按摩者俯卧，按摩者用手掌自上而下沿着被按摩者的脊背中线及脊背两旁反复进行推擦5次，至被按摩者稍感温热即可。

2.被按摩者俯卧，按摩者用拇指指腹分别按揉被按摩者的大椎、肝俞、心俞、肾俞、脾俞、三焦俞各2分钟，力度适中（图①、图②）。

3.被按摩者俯卧，按摩者分别向脊柱的左右进行推擦10次，至被按摩者稍感微热即可。

4.被按摩者仰卧，按摩者用拇指指腹分别按揉其血海、三阴交各2分钟，力度要适中（图③）。

5.按摩者食指、中指、无名指并拢，用双手指腹沿被按摩者的颊车、地

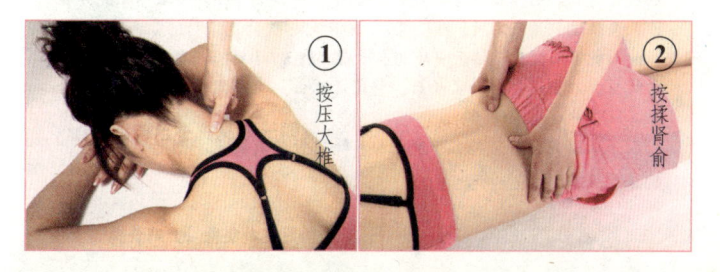

① 按压大椎

② 按揉肾俞

仓、迎香、眼球、太阳、耳前的顺序反复按揉10次（图④）。

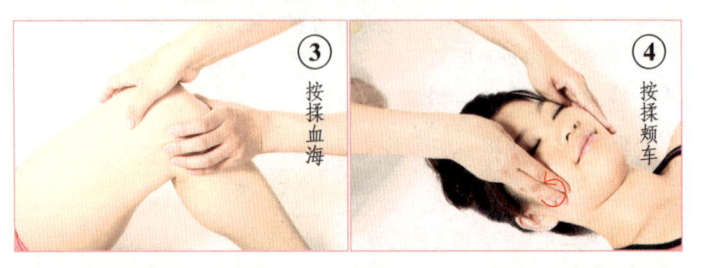

③ 按揉血海

④ 按揉颊车

国医小课堂

推荐淡斑外敷法

◎当归洗敷法。先用冷水将当归浸泡20～30分钟，将当归与水一起倒入锅中，大火煮沸后，用小火继续煎15～20分钟，沥出汁液，继续加水煎至沸后再沥出汁液。然后将两次沥出的汁液混合均匀后，用脱脂棉蘸少许当归液涂至色素沉着处即可。

◎白檀香浆洗敷法。先将小米用冷水浸泡5～6天，直至生成白色泡沫，滤出即为浆水，晚上睡前用温浆水洗脸，擦干后，再将捣磨成汁的白檀香涂至雀斑处，第二天晨起洗去檀香汁即可。

◎西红柿面膜敷贴法。将西红柿削皮捣成泥，洗脸后将其敷在脸部20分钟后洗净即可。西红柿能够抑制黑色素，有效淡化色斑。

◎橄榄油面膜敷贴法。将橄榄油倒入耐热器中，再将耐热器放在40℃左右的温水中隔水加热，其后，将橄榄油和蜂蜜调匀，然后用纱布浸满橄榄油汁直接敷在脸上，20分钟后取下即可。

◎米糠面膜敷贴法。将淘米水放置一段时间，即会出现沉淀物，其沉淀物即为米糠。将米糠涂于面部，15分钟后将其搓揉掉或用温水冲洗掉即可。皮肤过敏者应慎用。

◎酸奶乳清面膜敷贴法。将酸奶在冰箱里放置1小时，其乳清自会从酸奶中析出。取出酸奶打开盖子后，将乳清倒出。用手指蘸上乳清涂抹于脸上，15分钟后洗净即可。

◎瓜子面膜敷贴法。将瓜子磨成粉和蜂蜜搅拌成糊状，直接敷在脸上，15分钟后洗净即可。

改善皮肤粗糙

皮肤粗糙主要是由严重缺乏水分引起的，要想拥有光滑的皮肤，首先就要给肌肤补充足够的水分。除了经常使用保湿美容品，还要记得多喝水、少吃刺激性强的食物，内调外养才能让我们的肌肤焕发光彩。

食疗方案

□ 养颜美容的四大食材

>> 蜂蜜

蜂蜜含有葡萄糖、果糖、蛋白质、酶、维生素和多种矿物质，经常内服或外用，可减少色素沉着、防止皮肤干燥、减少皱纹和防治粉刺等皮肤疾患，使肌肤柔润美白、光滑细嫩。

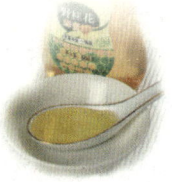

蜂蜜

>> 芝麻

芝麻不仅能够给肌肤提供相当丰富的营养，其中的芝麻素还能促进皮肤细胞的代谢，从而有效防止肌肤粗糙、老化。

>> 土豆

土豆富含B族维生素、维生素C及大量的优质纤维素，还含有微量元素、蛋白质、脂肪和优质淀粉等营养元素，能有效帮助女性排毒瘦身，使皮肤保持细致水润，延缓衰老。另外，土豆还有和胃调中、健脾利湿、解毒消肿、宽肠通便、降糖降脂、益气强身的功效。注意：发芽、变青、腐烂的土豆不宜食用。

>> 丝瓜

丝瓜富含糖类、维生素、矿物质及皂苷、本聚糖等物质，是天然的美容剂。丝瓜可调理滋润肌肤，具有降火清热、清凉舒缓肌肤的功效。

□ 美白嫩肤的中药圣品

>> 玉米须

玉米须含大量硝酸钾、维生素K、谷固醇、豆固醇和一种挥发性生物碱，可延缓衰老、保湿，还有利尿、降压、降血糖、止血、利胆等作用，也有利于减肥。

>>桃花

桃花中含有多种维生素和微量元素，这些物质能疏通经络，扩张末梢毛细血管，改善血液循环，促进皮肤营养和氧供给，滋润皮肤，还能防止色素在皮肤内沉淀，有效清除体表有碍美容的色斑。

桃花

>>桃仁

中医认为，桃仁有活血化瘀、滋润去燥的功效。现代营养学认为，桃仁富含油脂，营养丰富，经常食用能使面部肌肤光滑润泽。

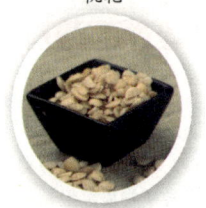

>>冬瓜子

桃仁

冬瓜子的主要功效是净白肌肤、保湿养颜，主治面色枯黄、容颜憔悴、面色晦暗等症状，是常用的美容护肤品之一。

>>菟丝子

菟丝子含有天然激素成分，可起到美白保湿、养颜、丰胸的作用。此外，还有养肝明目、健脾固胎的功效。

□有效滋润肌肤的小妙方

>>白萝卜叶茶

【配方】白萝卜叶适量。

【做法】白萝卜叶洗净，晾晒3~4天，加水煎制，水开后改为中火，再煮5分钟即可。

【用法】过滤饮用。

【功效】白萝卜叶中的膳食纤维能够改善皮肤粗糙和青春痘等问题。

>>当归红枣汤

【配方】黄芪7克，当归3克，桂枝1克，红枣2颗。

【做法】将所有的材料一起水煎，先用大火煮沸，接着转为小火再煎20分钟即可。

【用法用量】分两天喝完。

【功效】此汤能够活血补血，让肌肤更光滑、红润。

>>百菊银耳汁

【配方】银耳、百合、菊花各适量。

【做法】银耳泡开、切丝，倒入百合和菊花一起用水煎，先用大火煮沸，接着转为小火再煎10分钟即可，其中亦可加入适量的蜂蜜，使其更美味。

【用法用量】分两天喝完。

【功效】此饮品能够滋润肌肤，适用于皮肤干燥者。

>>浙贝薏米汤

【配方】浙贝、薏米各7克，金银花、白芷、夏枯草各3克，甘草2克，红枣适量。

【做法】将所有材料一起先用大火煮沸，接着转为小火再煮20分钟即可。

【功效】此方能够滋润肌肤，适用于季节性皮肤干燥者。

☐ 推荐嫩肤养颜粥

>>西红柿西米粥

【材料】西红柿1个，西米半杯。

【调料】白糖适量。

【做法】1.西红柿洗净，去皮，切成碎丁状，备用。2.西米淘洗干净，用清水浸至涨透。3.将白糖、去皮西红柿丁、西米放入开水锅内煮粥。

【功效】这道西红柿西米粥具有较好的滋润功效，能促进胶原蛋白的合成，从而加速伤口愈合，增加皮肤弹性。

>>甜奶黑芝麻粥

【材料】大米半杯，新鲜牛奶1杯，熟黑芝麻一大匙，枸杞子少许。

【调料】白糖少许。

【做法】1.大米淘洗干净，用清水浸泡30分钟。2.大米加适量水放入锅中，大火烧开后再转小火煮40分钟成稠粥。3.粥内加入新鲜牛奶，中火烧沸，再加入枸杞子和白糖，搅匀，撒上黑芝麻，出锅装碗即可。

【功效】滋润肌肤，改善肌肤粗糙，增加皮

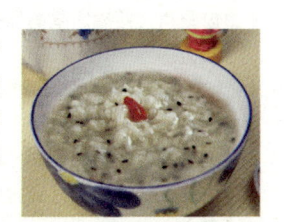

甜奶黑芝麻粥

肤弹性。

>> 西红柿玉米粥

【材料】西红柿1个,玉米粒1杯,洋菇8~9颗,橘饼1个,青豆罐头1罐,鲜奶适量。

【调料】素高汤、水淀粉、奶油各适量,盐、白胡椒粉各少许。

【做法】1.西红柿洗净,切成小粒;橘饼切碎。2.取出罐头中的青豆(罐中汤汁去掉),加素高汤,放入果汁机中打成泥浆,取出,加入鲜奶、盐、白胡椒粉及水淀粉,拌匀。3.将青豆泥和所有材料一起煮滚成粥,食前加入奶油则更香甜可口。

【功效】西红柿富含维生素C,玉米含有丰富的B族维生素,二者都是滋润、美白肌肤的佳品,因此常吃这道西红柿玉米粥可使肌肤更加细腻、有光泽。

>> 樱桃银耳粳米粥

【材料】水发银耳50克,罐头樱桃两大匙,粳米半杯。

【调料】糖桂花、冰糖各适量。

【做法】1.粳米淘洗干净,加适量水放入锅中煮成粥。2.粥熟后,放入冰糖溶化,加入银耳,煮10分钟,再入樱桃、糖桂花,煮沸即成。

【功效】常食此粥可使人肌肉丰满、皮肤嫩白细腻。

按摩疗法

使肌肤细嫩的按摩操

1.由额头中间开始用中指和无名指在前额(下图)以打圈方式按向太阳穴,重复3次。

2.由内眼角开始沿顺时针方向按摩眼部一圈,重复5次。

3.由内眼角开始循眼眶向外按,至太阳穴处稍微用力按压。

4.在鼻梁上下按摩10次,鼻翼上下按摩10次。

5.由人中开始,沿顺时针方向按向下唇中间的承浆穴。

6.由下巴开始,沿顺时针方向向上打圈按摩至太阳穴。

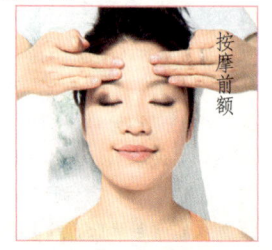

按摩前额

祛痘

如果皮肤所分泌的皮脂过多，就会导致毛孔堵塞，从而产生青春痘和粉刺。引起皮脂分泌过多的因素很多，如避孕药引起的副作用、精神压力、遗传因素等。

食疗方案

□ 清热祛痘的6种圣药

>> 野菊花

野菊花有清热解毒、疏风平肝、解疔散毒的作用，可防止痤疮生成。现代医学认为，野菊花有天然抗生素，能抑制和杀灭数十种细菌，有很好的祛痘、消炎、清毒、防止色素沉着、美白等美容效果。注意：孕妇、脾胃虚寒者慎用。

野菊花

>> 金银花

金银花也是清热解毒的佳品，可提高人体抵抗自由基的能力，改善微循环，清除过氧化物沉积，促进新陈代谢，祛除青春痘、粉刺，延缓衰老，润肤祛斑。与紫花地丁、野菊花、蒲公英等中药搭配，可以治痤疮。注意：虚寒体质及经期内不宜用。

金银花

>> 地榆

地榆有凉血止血、解毒敛疮的功效，对各种皮肤病、湿疹和过敏性皮肤炎等有一定的疗效，并可帮助青春痘伤口愈合，经常服用可预防肌肤老化及斑点的产生。注意：虚寒者忌食。

>> 苦参

苦参是治疗湿热所致皮肤病的常用药，可清热燥湿、败毒抗癌、疗疮杀虫、祛风利尿，具有止

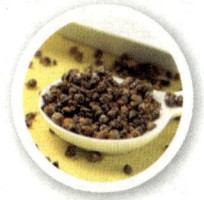

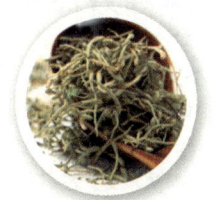

苦参

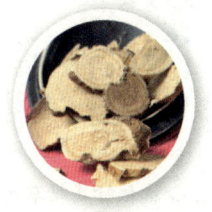

痒、祛痘和抗过敏作用。注意：脾胃虚寒者忌服。

>>连翘

连翘具有清热解毒、散结消肿的功效，善清火解毒。常饮连翘茶可祛痘，去粉刺，排毒养颜，亮丽肌肤。注意：脾胃虚弱、气虚发热、痈疽已溃、脓稀色淡者忌服。

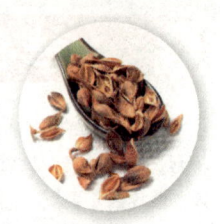

连翘

>>土瓜

土瓜富含脂肪酸、氨基酸、胡萝卜素、胆碱等40多种对人体肌肤有益的植物因子，可活血化瘀、改善血液循环，消除面部黑点，治疗痤疮及痘印；促进皮脂分泌、杀菌、消除瘢痕、防止水分散失；还具有消炎作用，使粗糙的肌肤变得柔嫩紧致。注意：孕妇不宜服用。

☐ 祛痘中药方剂

>>方剂一

【配方】当归30克，茯苓、瓜蒌皮各12克，薏米25克，丹参、夏枯草、三棱、莪术各9克，生山楂15克，冬葵子6克。

【用法用量】水煎服，每日1剂。

【功效】排毒祛痘，淡化痘痕。

>>方剂二

【配方】连翘、川芎、白芷、黄芩各9克，黄连、沙参、荆芥、桑白皮、栀子、贝母、甘草各6克。

【用法用量】水煎服，每日1剂。

【功效】清热解毒，预防痤疮。

>>方剂三

【配方】金银花、蒲公英各15克，虎杖、山楂各12克，炒枳壳、酒大黄各10克。

【用法用量】水煎服，每日1剂。

【功效】祛除青春痘，延缓衰老，润肤祛斑。

☐ 清热解毒、有效祛痘的民间妙方

>>枇杷叶夏枯草饮

【配方】枇杷叶、桑白皮、金银花、黄芩各9克，夏枯草12克，黄连、生甘草各3克,浮海石30克。

【做法】枇杷叶洗净去毛;浮海石先煎一遍,再将所有材料加水共煎。

【用法用量】口服,每日1剂。

【功效】此妙方能够清解肺热,有效减少青春痘、粉刺。

【注意事项】服用期间,切忌食用辛辣刺激性食物及酒类。

>> 醋姜煎木瓜

【配方】陈醋100毫升,木瓜60克,生姜9克。

【做法】将所有材料一起放入砂锅中煎煮,至醋干即可。

【用法用量】直接食用。每日1剂,分早、晚两次食用。

【功效】此妙方可有效缓解因脾胃痰湿所致的青春痘和粉刺。

□ 推荐祛痘养生餐

>> 百合绿豆粥

【材料】绿豆、大米各半杯,百合三大匙。

【调料】白糖少许。

【做法】1.百合用清水浸泡;绿豆洗净;大米淘洗干净,用清水浸泡。2.将绿豆、大米放入锅中,加适量清水熬煮。3.待绿豆将熟时放入百合、白糖熬至浓稠即可。

【功效】这道百合绿豆粥具有清热解毒、凉血、消暑利水的功效,可从内部调理身体的机能,使人体远离毒素的困扰,从而起到预防青春痘的作用。

>> 海带绿豆粥

【材料】绿豆半杯,泡发海带100克,大米半杯。

【做法】1.将泡发的海带切碎;大米淘洗干净,用清水浸泡一会儿;绿豆洗净。2.将海带、大米、绿豆一同放入锅中,加适量水煮成粥即可。

【功效】清热解毒,防止青春痘生成。

>> 海带陈皮汤

【材料】海带30克,绿豆100克,生地黄18

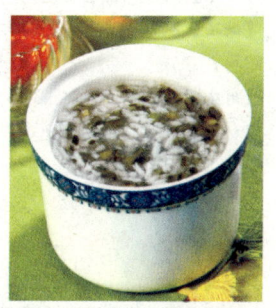

海带绿豆粥

克，陈皮3克，猪瘦肉100克。

【调料】盐适量。

【做法】海带洗净，泡发，切丝；猪瘦肉、陈皮洗净，切丝；将海带丝、猪肉丝、陈皮丝、生地黄和绿豆加水一起小火煲2小时，最后加入盐调味。

【功效】此汤能够清热解毒、凉血养阴，适用于粉刺反复发作者。

>>菊花薏米粥

【材料】薏米30克，菊花6克，枇杷叶9克，粳米50克。

【做法】将枇杷叶和菊花一起水煎去渣后，再加入薏米、粳米和适量的水共煮成粥即可。

【用法用量】直接喝粥，每日1剂，10天为1个疗程。

【功效】此粥能够清热解毒，适用于粉刺初起者。

>>黑豆益母草粥

【材料】益母草50克，黑豆100克，粳米150克，苏木、桃仁各9克。

【调料】红糖少许。

【做法】黑豆加水煮熟；将苏木、益母草、桃仁切碎加水共煎30分钟后去渣取汁；将药汁和黑豆放入粳米中加入适量清水煮成粥，粥熟时加入红糖调味即可。

【用法用量】隔日服1剂，1剂分为早、中、晚3次服用。

【功效】此粥能够活血祛瘀，适用于瘀血型粉刺患者。

>>海藻甜杏仁粥

【配方】海藻、甜杏仁各9克，薏米30克。

【做法】将甜杏仁和海藻加水共煎煮后去渣取汁，再加入薏米共煮成粥即可。

【用法用量】每日1次，3周为1个疗程。

【功效】此粥能够活血化瘀，有效减少青春痘、粉刺。

《按摩疗法》

有效祛痘的两大名穴

>>曲池穴

经常用食指指腹或是用圆珠笔笔端按压此穴，可改善青春痘、粉刺的问题。

>> 大椎穴

经常按揉大椎穴可缓解粉刺问题。

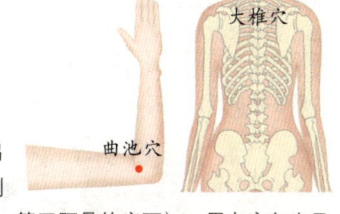

□ 排毒祛痘的穴位按摩操

1. 按摩者一手握住被按摩者的足背，另一手握拳，用食指第一指间关节背侧按压肝反射区（右脚脚掌第三、第四、第五跖骨的底面），用力方向由足跟向足趾，按压时力度要适中（图①）。

2. 一手握住被按摩者的足跟，另一手半握拳，以食指第一指间关节背侧按压胆反射区（右脚脚掌第三、第四跖骨之间），用力方向为斜向外上方，按压时力度要适中（图②）。

3. 用食指第一指间关节背侧按压尿道反射区（膀胱反射区至踝的后下方条带状区域），用力方向为内踝后下方，用力逐渐加重，以被按摩者产生酸胀感为宜（图③）。

4. 用食指第一指间关节背侧按压被按摩者的膀胱反射区（足底跟骨内侧前缘前方凹陷区域），按压时用力不可太大，稍向内或外旋约60度（图④）。

5. 用食指第一指间关节背侧按摩被按摩者的肾反射区（第二、第三跖骨近端，相当于前脚掌"人"字纹交叉顶点下方的凹陷处），由足趾向足跟方向按摩5次，节奏要稍慢（图⑤）。

6. 用食指第一指间关节背侧按摩被

① 按压肝反射区

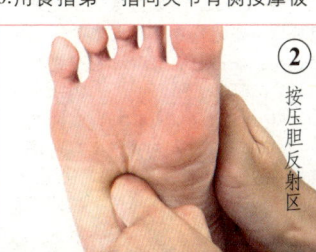

② 按压胆反射区

③ 刮压尿道反射区

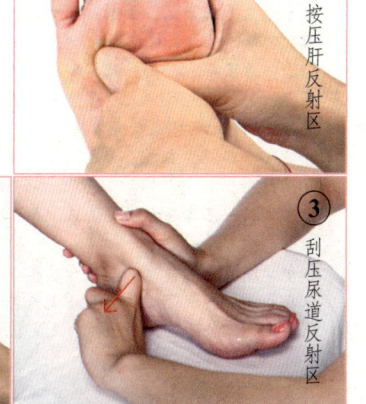

按摩者的输尿管反射区（自肾反射区中间开始，先向后再斜向足底内侧的膀胱反射区，呈一长弧形条带区），自肾反射区中间开始，先压入合适深度，再向下压刮至离膀胱区约1/3的距离，内旋压刮至膀胱区中点，停留片刻后缓慢抬起，按压时用力要均匀，节奏要稍慢，由轻渐重按摩5次。

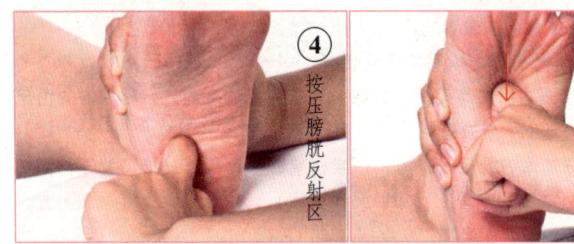

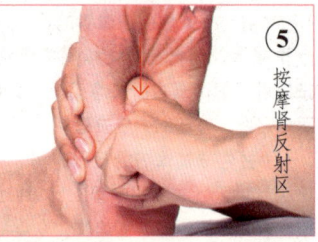

④ 按压膀胱反射区

⑤ 按摩肾反射区

国医小课堂

有效祛痘的生活细节

◎掌握正确祛痘法。有些人一长粉刺就立即用手挤压，其实这样只会使毛囊口扩大，使皮肤变得更加粗糙。所以，要想挤掉粉刺，应当先把手洗净，然后用消毒过的吸引器把粉刺轻轻吸出来。

◎养成规律的生活习惯。不规律的生活或者是过于劳累、睡眠不足等都能导致内分泌紊乱，由此引起青春痘、粉刺等肌肤问题。所以，保证足够的睡眠、保持有规律的生活习惯永远都是美容的最好方法。

◎涂药方法要正确。如果用药物祛除粉刺，用药之前，应当彻底地清洁面部，涂药后也不宜立即睡觉，应当等1小时后，将药洗净后方可睡觉。另外，涂药的时间最好是在晚上。

◎经常洗面。青春痘、粉刺的产生是由于皮肤分泌的皮脂过多，因此只有保持好肌肤的清洁，减少面部的油脂堆积，才能够有效地预防青春痘、粉刺。尤其是油性皮肤者，每天至少要用洗面奶清洗3次才能够保持面部的清洁。

◎勿让湿发遮面。有些人洗头后头发未干就随意披着，殊不知，湿发覆盖在脸上，对脸部肌肤是有害无益的，尤其容易导致粉刺的产生，所以大家在洗头之后应当尽量避免使湿发覆盖在脸上。

祛皱

皱纹是皮肤老化的最初征兆。25岁以后，皮肤的老化过程开始，皱纹渐渐出现。随着年龄的增长，皮肤开始逐渐老化，皮肤变薄、变硬、张力降低，从而形成轻浅的皱纹。

食疗方案

4种防皱的黄金食材

>> 橙子

橙子含有丰富的维生素C，可增强人体免疫系统功能，消除自由基，延缓衰老，防止皱纹产生。

橙子

>> 西蓝花

西蓝花中含有的黄酮醇，不仅能增强体质、保护心脏，还能阻止自由基的破坏，并预防肌肤因氧化而出现衰老，预防并淡化皱纹。

西蓝花

>> 银耳

银耳含有丰富的胶质，可增强肌肤弹性，为肌肤补充水分，防止肌肤因缺水而出现皱纹。

>> 燕麦

燕麦含有维生素B$_1$、维生素B$_2$、植物蛋白质、膳食纤维以及铁、锌等矿物质，能为肌肤提供营养，防止肌肤粗糙、干燥，预防皱纹产生。

燕麦

5种抗衰中药

>> 肉桂

中医认为，肉桂有散寒止痛、温经通脉的功效，还可调理气血、润泽肌肤，平复皱纹；同时能瓦解深层脂肪，可以修身减肥。阴虚火旺、里有实热、血热妄行出血者及孕妇均禁服。

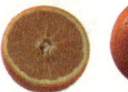

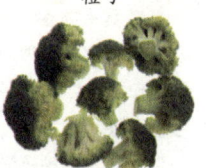

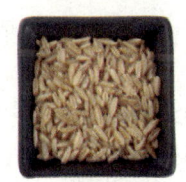

肉桂

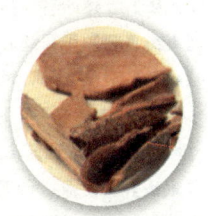

>>肉苁蓉

肉苁蓉有抑制皮肤色素沉着、平复皱纹、美白的功效。肉苁蓉还有润肠通便的功效，可防止因宿便导致毒素沉积，从而预防青春痘的生成。肾阳亏虚、精血不足、大便秘结不通者，可将肉苁蓉与当归、牛膝、熟地相伍；津亏气滞、大便秘涩者，可将肉苁蓉与麻仁、沉香相合。

>>金樱子

金樱子富含维生素C、苹果酸、柠檬酸、鞣酸、皂苷、糖类、树脂等成分，有除皱润肤的作用。但五心烦热、口干、舌红苔黄、带下色黄、气秽者忌用。

金樱子

>>瓜蒌

瓜蒌具有抗菌、增强人体免疫功能、健胃润肺、滋补美容等多种功效，经常食用可瘦身祛皱、祛斑美白。注意：瓜蒌不宜与乌头类药材同用。

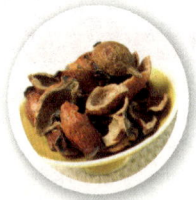

>>红景天

红景天是一种较强的抗氧化物质，并能延缓或预防大脑皮质老化，影响脂类代谢和对抗自由基氧化作用；红景天对真皮中层纤维细胞有刺激作用，因此对皮肤也有抗皱、抗老化作用。

抗老防皱的民间便方

>>祛皱防老方

【配方】生姜500克，红枣250克，沉香、丁香各25克，茴香200克，盐30克，甘草150克。

【做法】上述所有材料共捣为末，和匀备用。

【用法用量】每日清晨开水泡10克，当早茶饮用。

【功效】消除皱纹，预防衰老。

>>美肤祛皱饮

【配方】芹菜、西蓝花、西红柿、红葡萄、柚子、橘子、蜂蜜、牛奶各适量。

【做法】将芹菜、西蓝花、西红柿、柚子、橘子一同搅打成汁；葡萄单独榨汁备用；将蜂蜜和牛奶加温水调匀。将以上3种汁混合均匀即可。

【用法用量】每日饮用1~2次。

【功效】丰肌泽肤，减轻皮肤皱纹，使肌肤嫩白红润，富有光泽。

防老抗衰养生粥

>> 花生杏仁粥

【材料】大米半杯，花生三大匙，杏仁两大匙，枸杞子数粒。

【调料】白糖少许。

【做法】1.大米淘洗干净，用适量清水浸泡30分钟；花生洗净，用清水浸泡回软；杏仁用热水烫透。2.大米放入锅中，加适量清水，大火煮沸，转小火，下入花生，煮约45分钟。3.下入杏仁、枸杞子及白糖，搅拌均匀，煮15分钟，出锅装碗即可。

【功效】杏仁具有清除毒性自由基、抗衰老的功效。花生具有抵抗老化、滋润皮肤的作用。枸杞子具有补精气、养颜、美白肌肤、明目安神、延年益寿的功效。这道花生杏仁粥是润泽肌肤、延缓衰老的粥膳佳品。

>> 五色甜粥

【材料】大米1杯，嫩玉米粒半杯，青豆、香菇、胡萝卜各50克。

【调料】冰糖半杯。

【做法】1.将大米淘洗干净；香菇、胡萝卜洗净，切丁。2.将嫩玉米粒、青豆、香菇丁、胡萝卜丁分别放入热水中烫透，备用。3.大米加适量水，大火烧开，转小火煮40分钟成稠粥，加入做法2中的材料及调料，搅拌均匀，出锅装碗即可。

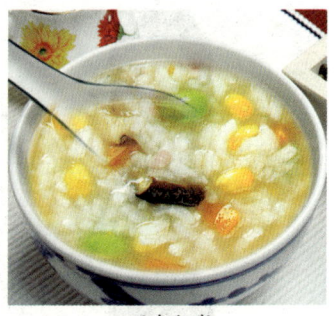

五色甜粥

【功效】为肌肤补充营养，增加肌肤弹性，预防皱纹产生。

按摩疗法

祛皱按摩操

1.洁面后，将润肤膏均匀涂抹于脸和脖子上，用中指和无名指指腹轻轻按揉面部1分钟,至产生微热感为宜(图①)。

2.用双手拇指指腹按揉太阳穴,按揉时力度要适中,每次2分钟,然后上下摩擦,反复10次,以舒缓疲劳。

3.用双手无名指从嘴角向上至面颊颧骨处滑动(图②),然后从颧骨经上颌角至耳垂滑动,以减少面部皱纹。

4.以眼睛为中心,用双手掌面从内向外做环状按摩,力度适中,每次2分钟,以减少眼周皱纹。

5.用双手无名指按压眉毛离鼻子最近的部位,同时用中指按压鱼腰穴(图③),然后用中指指腹摩擦鼻尖,以减少鼻部和鼻上的皱纹。

6.用食指、无名指并拢分别放在两眉中间鼻根处,中指放在额中部印堂穴(图④),按压10次,然后由上而下,再由下而上按揉眉心2分钟,以减少鼻根部和额上的皱纹。

7.用中指指腹按压面部美容十二大穴位:百会、攒竹、听宫、颊车、睛明、迎香、承泣、四白、巨髎、地仓、翳风、承浆穴,每穴每次各2分钟,按压时力度要适中。

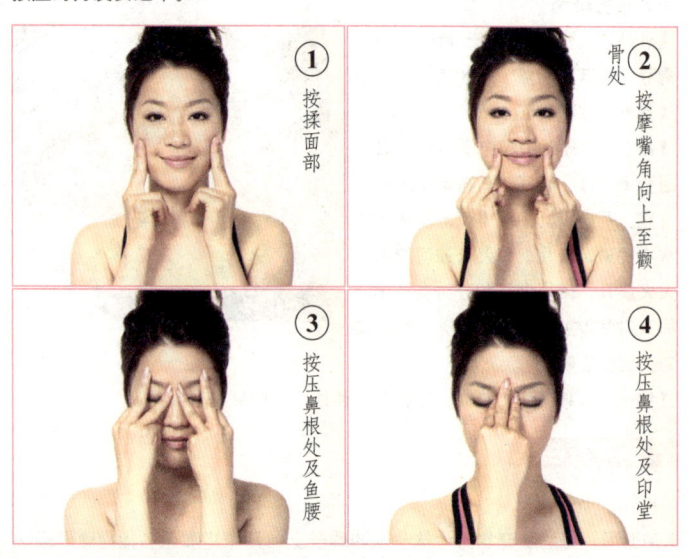

① 按揉面部

② 按摩嘴角向上至颧骨处

③ 按压鼻根处及鱼腰

④ 按压鼻根处及印堂